HEYNE

CHARLOTTE
DEBEUGNY

Süßer leben ohne Zucker

Mit Leichtigkeit zu guter Laune, strahlendem Teint und Traumfigur

übersetzt aus dem Französischen von Marion Gieseke

Wilhelm Heyne Verlag
München

INHALT

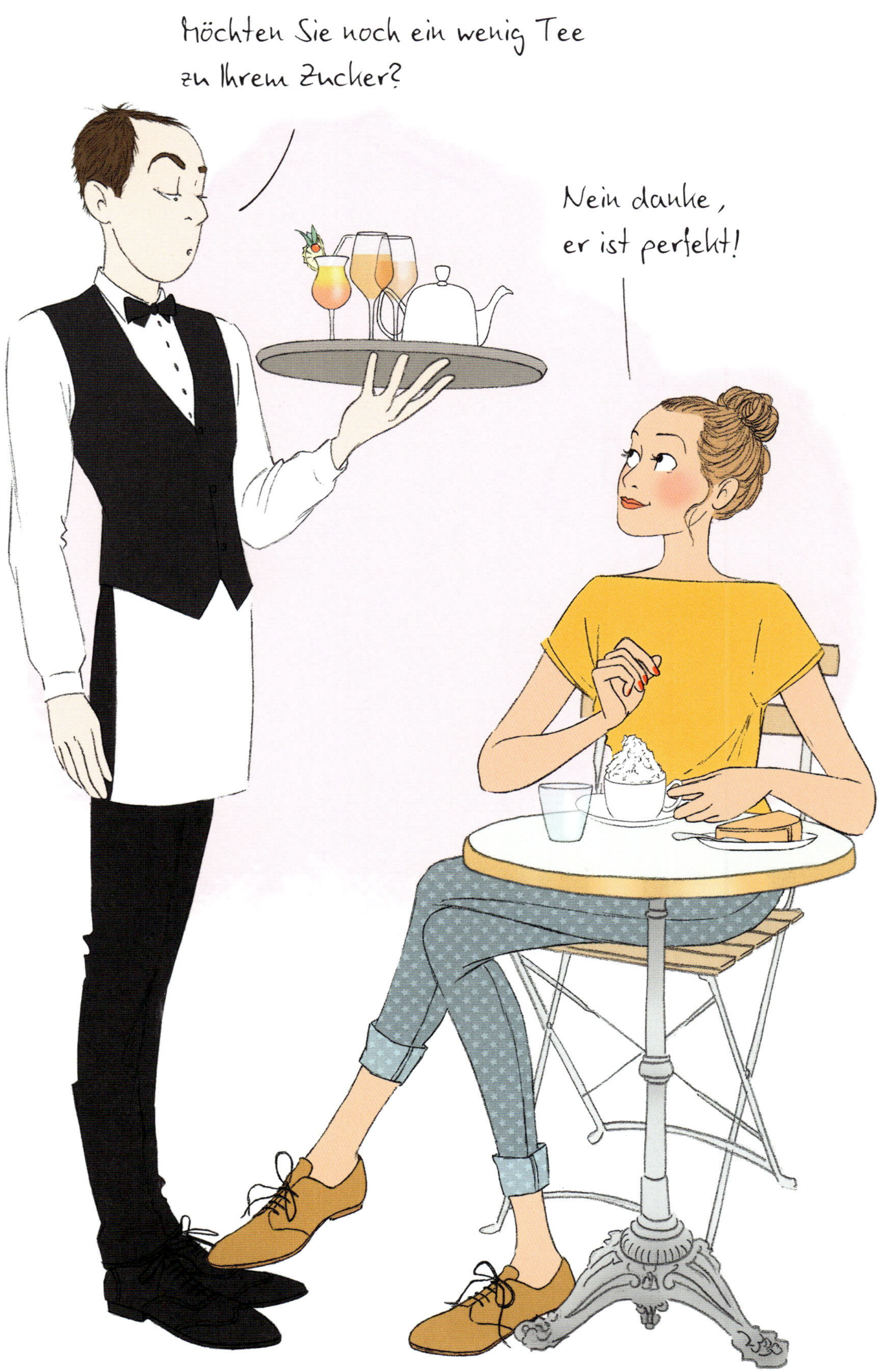
Möchten Sie noch ein wenig Tee zu Ihrem Zucker?
Nein danke, er ist perfekt!

EINFÜHRUNG

*Erinnern Sie sich an den Werbeslogan
»Zucker, die kleinste der großen Freuden!«?*

Von selten zu allgegenwärtig

Es ist noch gar nicht so lange her, dass Zucker ein Luxusartikel war und nur bei besonderen Anlässen auf den Tisch kam: bei religiösen Festen, Geburtstagen, Hochzeiten.
Später ließ er sich viel leichter beschaffen und wurde immer preiswerter. Heute ist Zucker zur Lösung für alle Übel des modernen Lebens geworden. Müde? Ein wenig Zucker gibt uns wieder Energie. Gestresst? Mit Zucker fühlen wir uns rasch wieder besser. Deprimiert? Eine süße Leckerei und wir sind wieder topfit. Aus dem einstigen Vergnügen für besondere Anlässe ist eine Zutat geworden, die wir fast ständig konsumieren, ohne dass wir über ihre Auswirkungen auf die Gesundheit nachdenken.
Bis heute heißt es, dass uns der **Zucker** Energie verleiht. Es ist aber die **Glukose** – ein einfacher Bestandteil von Zucker –, die uns diese Energie liefert. Sie ist in zahlreichen Lebensmitteln vorhanden. Was unser Körper wirklich nicht braucht, sind Berge von Zuckerzusätzen (das heißt Zucker, der Lebensmitteln und Getränken hinzugefügt wird) in unserer täglichen Nahrung.

Zucker: die kleinste der großen Gefahren?

Neueste Studien belegen, dass ein Erwachsener in Europa durchschnittlich 12,5 % der täglichen Kalorienmenge in Form von Zuckerzusatz zu sich nimmt. Das entspricht:

15 Teelöffeln Zucker pro Tag.

Ja, Sie haben richtig gelesen: pro Tag! Im Weltdurchschnitt hat der Zuckerverbrauch in den letzten 35 Jahren um 5 Teelöffel pro Tag zugenommen. Die Zahl der übergewichtigen und fettleibigen Personen ist – o Wunder! – ebenfalls gestiegen …

! Immer häufiger belegen Studien, dass es nicht nur eine Verbindung zwischen dem Verzehr von Zucker und Karies gibt, sondern auch zwischen Zucker und Gewichtszunahme, Diabetes und sogar gewissen Krebsformen.

Es wird höchste Zeit, unseren Zuckerverbrauch unter die Lupe zu nehmen und uns einige Fragen zu stellen!
Es ist unbestritten, dass wir zur Erzeugung unserer Körperenergie Glukose benötigen. Diese befindet sich in Getreide, Gemüse und Früchten – wir müssen sie daher nicht in Form von Zuckerzusatz zu uns nehmen.
Wo findet sich all dieser zusätzliche Zucker? Dort, wo man ihn auch erwartet, z.B. in:

- Kuchen
- Bonbons
- Schokolade
- Keksen
- Getränken
- Gebäck

Aber aber auch dort, wo man ihn weniger erwartet, wie z. B. in:

- Cerealien
- Fertiggerichten
- Soßen

Sie fragen sich, ob Agavensirup oder Honig eine gesündere Option bilden? Weit gefehlt. Zucker bleibt Zucker, in welcher Form auch immer, und obwohl Honig und Natursirup einen besseren Ruf im Hinblick auf ihre Auswirkung auf die Gesundheit haben, handelt es sich hier immer noch um Zucker. Und das ist noch nicht alles. Es steigt nicht nur unser Konsum von Zuckerzusatz, sondern auch der von natürlichem Zucker. Obwohl sie keinerlei Zuckerzusatz enthalten, sind Fruchtsäfte nach wie vor reich an natürlichem Zucker.

! Hätten Sie gewusst, dass ein Glas Apfelsaft (200 ml) 20 g natürlichen Zucker enthält, also die gleiche Menge wie ein Glas Cola?

Was sollen wir also tun?

Ganz einfach lernen, das Verlangen nach Süßigkeiten einzuschränken und den Zuckerkonsum erheblich zu reduzieren.
Natürlich werden Sie jetzt protestieren: Aber Zucker ist doch gar nicht so ungesund!
Zucker an sich ist ein Lebensmittel wie alle anderen auch, und man muss ihn nicht unbedingt verteufeln. Ist Ihnen übrigens schon mal aufgefallen, dass wir immer Lust auf das haben, was entweder verboten oder schädlich für uns ist? Zucker ist so etwas wie ein *bad boy*, wir wissen zwar, dass er nicht gut für uns ist, aber wir sind ihm ziemlich *verfallen*.
Suchen wir also eine Methode, wie wir uns im Guten von ihm trennen können. In der Theorie reicht es aus, Zuckerzusatzstoffe zu vermeiden und den Konsum von natürlichem Zucker einzuschränken, in der Praxis, nun ja … Es ist wichtig, es auf eine ausgewogene Art und Weise zu tun, damit wir in Form bleiben, anstatt uns selber zu bestrafen und auf all das zu verzichten, was wir mögen.

Zucker ist kein grundlegender Bestandteil unseres täglichen Lebens. Jeder kann, wenn er will, zuckerhaltige Lebensmittel vermeiden und natürliche Lebensmittel verzehren, die reich an Nährstoffen sind – und so fit bleiben und ein glückliches Leben führen.

Das Weniger-Zucker-Programm

Dieses Buch wird zu Ihrem Schutzengel, der Sie gegen jegliche Zuckerversuchungen schützt.

verstehen
=
sich motivieren
=
unabhängig sein
=
sich verändern

Weitere unerlässliche Zutaten:
weiterhin naschen und die Liebesbeziehung mit dem Zucker nicht so wichtig nehmen.

Das für dieses Buch entwickelte Programm ermöglicht Ihnen, die 5 Wohlfühl-Ziele anzustreben, die ihr Leben verändern werden, nachdem Sie sich vom Zucker verabschiedet haben:

Schlankheit

Gesundheit

Schönheit in jedem Alter

Lebensfreude und gute Laune

Leckereien genießen

Danach lernen Sie, sich wie ein Detektiv auf die Spuren des Zuckers zu begeben und sämtliche Formen von Zucker aufzuspüren.

Zuckerzusatz

natürliche Zuckerformen

andere Zuckerformen

In diesem Buch können Sie eine Menge Ideen und praktische Ratschläge für eine von der Zuckersucht befreite Lebensweise finden. Wenn Sie Kinder haben, werden Sie auch das Kapitel mit zahlreichen Ideen für Ihren Nachwuchs schätzen. Um Ihnen zu helfen, schlage ich Ihnen Zucker-Detox-Menüs für die ganze Familie für eine Woche vor – so entwöhnen Sie sich wirksam und dauerhaft vom Zucker. Darüber hinaus gebe ich Ihnen meine Rezepte für wirklich gute, einfache und schnelle Gerichte, super für die Gesundheit und die Geschmacksknospen, mit einem extrem niedrigen Zuckergehalt. Und für die Phasen zwischendurch, wenn Sie das Gefühl haben, es nicht zu schaffen, und Hilfe benötigen (jeder macht das irgendwann mal durch), zeige ich Ihnen Tricks, wie Sie mit schwierigen Situationen umgehen und trotzdem Ihren Kurs beibehalten und ein gesundes Verhältnis zum Zucker entwickeln.

Also, fangen wir an? Trinken Sie einen Tee oder Kaffee (ohne Zucker) und bereiten Sie sich darauf vor, Ihre Lebensweise zu ändern!

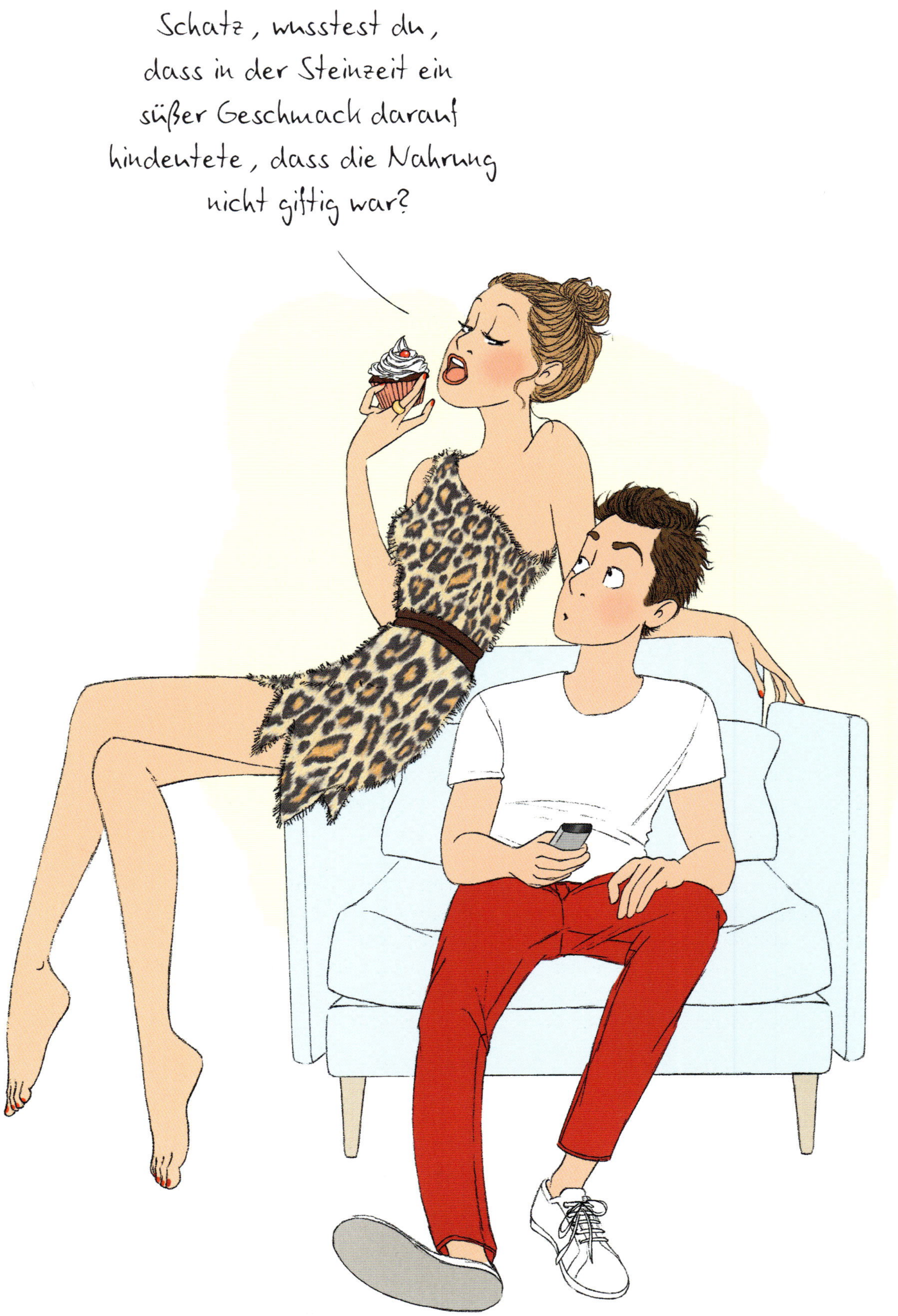
Schatz, wusstest du, dass in der Steinzeit ein süßer Geschmack darauf hindeutete, dass die Nahrung nicht giftig war?

1 ZUCKER, GESUNDHEIT UND WOHLBEFINDEN

Ist Zucker ein natürliches Nahrungsmittel, das wir für unsere Gesundheit und unser Wohlbefinden brauchen? Es ist höchste Zeit, gewisse Wahrheiten wieder ans Licht zu bringen.

Warum ist es wichtig, den Verzehr von Zucker einzuschränken?

Der Mensch ist darauf programmiert, Süßes zu finden. In der Steinzeit signalisierte ein süßer Geschmack, dass das Essen nicht giftig war. Die Natur konnte aber nicht ahnen, dass der Mensch es schaffen würde, immense Mengen von Zucker zu verzehren! Zucker ist ein natürliches Lebensmittel, aber er ist in den Mengen, die wir heutzutage zu uns nehmen, für unsere Gesundheit und unser Wohlbefinden verzichtbar.

Eine kurze Geschichte des Zuckers …

… die Ihnen seine Bedeutung in unserem heutigen Leben veranschaulicht.
Es gab eine Zeit, und das ist noch gar nicht so lange her, da war das Cholesterin unser größter Feind. Die Menschen wurden ermuntert, weniger Fett zu essen und dieses durch andere Dinge, wie z.B. Zucker, zu ersetzen.
Diese Theorie basierte auf der Annahme, dass Fett doppelt so viele Kalorien enthalte wie Proteine und Kohlenhydrate und dass durch eine fettreiche Ernährung eine Gewichtszunahme erfolge: »Fette machen fett.« Dies war die Geburtsstunde der Diäten mit geringem Fettgehalt. Aber wenn man auf Fette verzichtet, müssen sie durch etwas ersetzt werden, das den Lebensmitteln Geschmack und eine angenehme Konsistenz verleiht. Und raten Sie mal, was das war? Die preiswerteste Option war, Zucker hinzuzufügen.

Ein Produkt mit niedrigem Fettgehalt ist nicht unbedingt eines mit niedrigem Zuckergehalt.

Das Fazit der Geschichte ist: Wir haben noch nie so viel Zucker gegessen wie heute.

Lebensmittelgruppe	Kalorien pro Gramm
Proteine	4
Zucker	4
Fette und Alkohol	9 und 7

Mittlerweile wissen wir, dass der übermäßige Verzehr von Zucker mit zahlreichen gesundheitlichen Problemen einhergeht, und zwar in einem viel höheren Maß als beim Verzehr von Fetten.
Verzichten wir auf den überschüssigen Zucker, erreichen wir die fünf großen Ziele, die zu unserem Wohlbefinden führen: eine Traumfigur, anhaltende Gesundheit, Schönheit durch Entgiftung, gute Laune und neuen Genuss beim Naschen.

Mein Ziel: eine gute Figur

Die »guten Fette« sind, in vernünftigen Mengen, essenziell für unsere Gesundheit. Zuckerzusätze hingegen haben, egal in welcher Form oder Menge, keinerlei positive Wirkung auf unsere Gesundheit.

Insulin, Fettspeicher und 17-stündiger Heißhunger

Zuckerzusatz zu vermeiden ist das einfachste und schnellste Mittel, um Ihr Gewicht in den Griff zu bekommen. Erliegen Sie jetzt aber nicht dem Trend von Diäten mit zu viel Protein, die auch sehr gefährlich sind!
Was geschieht, wenn wir Zucker zu uns nehmen? Es folgt eine kleine Lektion in Chemie, um die Auswirkung von Zucker auf unser Gewicht zu verstehen …
Zucker gehört zur Familie der Kohlenhydrate. Wenn wir Zucker essen, zersetzt er sich sehr schnell in drei grundlegende Bestandteile, die in unser Blut gelangen.

! Die drei Bestandteile von Kohlenhydraten sind Glukose, Galaktose und Fruktose.
Zwei Beispiele:

- Tafelzucker oder Saccharose besteht aus Glukose- und Fruktosemolekülen
- Laktose, der natürliche Zucker, der auch in Milch enthalten ist, besteht aus Glukose und Galaktose.

Glukose, Galaktose und Fruktose werden also zu unseren Organen und Körperzellen transportiert, um sie mit Energie zu versorgen.

! Glukose versorgt unsere Körperzellen hauptsächlich mit Energie. Galaktose und Fruktose können nach Bedarf in Glukose umgewandelt werden, ansonsten dienen sie dem Zellwachstum oder der »direkten« Einspeicherung.

Was im Anschluss daran geschieht, erinnert ein wenig an einen Rangierbahnhof. Der Bahnhofsvorsteher ist die Bauchspeicheldrüse, die entscheidet, was mit all dem Zucker geschieht. Ihre Aufgabe ist es, den Zuckerspiegel im Blut zu kontrollieren. Je nach den Bedürfnissen des Organismus besteht die Wahl zwischen:

- einer unmittelbaren Verwendung oder
- einer Zwischenlagerung zur späteren Verwendung.

Wenn sie feststellt, dass sich plötzlich zu viel Zucker im Blut befindet, löst die Bauchspeicheldrüse die Sekretion des Hormons Insulin aus, das die Speicherung von Zucker in unseren Zellen in Gang setzt. Das Problem dabei ist die Schnelligkeit, mit der die Zuckermoleküle unseren Blutkreislauf durchdringen. Wenn wir süße Lebensmittel essen, gelangt auf einmal eine höhere Zuckermenge in unseren Körper, als unserem sofortigen Bedarf entspricht. Es wird also ein großer Teil zwischengelagert, sodass die Ausschüttung von Insulin sehr stark ist.
Und genau das ist der Anfang von Materialproblemen und Irrtümern bei der Weichenstellung.

Süße Lebensmittel sind wie Superkraftstoff, den der Körper (leider!) im Übermaß und mühelos speichert.

Die drei Fehler bei der Weichenstellung

1. Problem

Je mehr Insulin wir produzieren, desto mehr stärken wir unsere Speicherkapazitäten … Dadurch können unsere Zellen immer schneller all den überflüssigen Zucker, der vom Organismus nicht sofort verbraucht wird, speichern. Und wir nehmen zu.

2. Problem

Wenn sie einen Zuckerüberschuss im Blut »regulieren« möchte, schüttet die Bauchspeicheldrüse ein Übermaß an Insulin aus, um diesen zu senken. Dieser Vorgang kann bisweilen ziemlich brutal sein, wenn die Zuckerzufuhr recht plötzlich erfolgt. Sie wird dem Blutstrom zu viel Zucker entziehen. Paradoxerweise ist der Blutzuckerspiegel nun extrem niedrig und das Verlangen nach einer Süßigkeit oder einem Stück Kuchen zur Kompensation riesig.

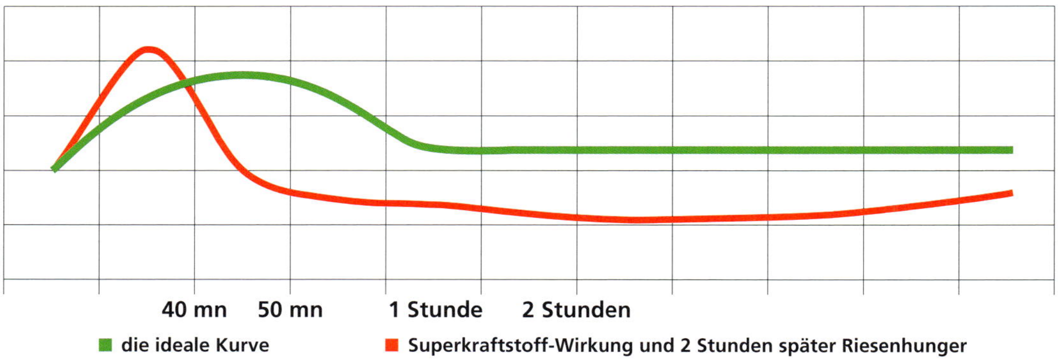

Übermäßiger Zuckerkonsum führt zu einer Beeinträchtigung der Zuckerregulierung im Blut. Sie können dann nicht genau einschätzen, ob Sie wirklich Hunger haben, und laufen daher Gefahr zuzunehmen …

3. Problem

Zucker zerstört Ihre »Hungerdetektoren«! Ein erhöhter Insulinspiegel wirkt sich negativ auf die Funktionsfähigkeit von Leptin aus, einem Hormon, das für die Regulierung des Appetits und die Fettspeicherung zuständig ist. Der Zucker wird so rasch verdaut, dass das Verdauungssystem nicht genug Zeit hat, dem Gehirn zu melden, dass es ausreichend Nahrung aufgenommen hat. Das führt dazu, dass Sie mehr essen … zu viel, viel mehr, als Ihr Körper braucht.

Mein Ziel: Gesundheit

»Ich bin schlank, deshalb brauche ich mir um meinen Zuckerverbrauch keine Sorgen zu machen!«, werden einige sagen. Vielleicht gelingt es Ihnen, viel Zucker zu konsumieren, ohne dass sich das auf Ihr Gewicht auswirkt. Aber schauen wir uns doch mal an, was im Inneren Ihres Körpers vor sich geht! Viele von uns sind besessen von ihrem Gewicht, aber dieses ist nur eines von mehreren Spiegeln unserer Gesundheit.

Auch wenn er keine Auswirkung auf unsere Figur hat, ist Zucker gefährlich für die Gesundheit, unabhängig von Alter, Gewicht oder Konstitution.

! **Bei übermäßigem Zuckerkonsum besteht ein überhöhtes Risiko, an Diabetes zu erkranken oder herzkrank zu werden. Eine Studie hat gezeigt, dass das Diabetes-Risiko um 1,1 % steigt, wenn eine Person täglich zusätzliche 150 Kalorien zu sich nimmt, die auf Zucker basieren.**

Insulin und Ermüdung unserer Zellen

Durch die ständig erhöhte Zuckerzufuhr »ermüdet« die Bauchspeicheldrüse und produziert weniger Insulin.

Auch unsere Zellen »ermüden« und reagieren nicht mehr so gut auf das Insulin. Die daraus resultierende »Insulinresistenz« ist eine eigene Krankheitsform.

Der Zuckergehalt im Blut wird also immer weniger gut reguliert, und das Risiko, an Diabetes Typ 2 zu erkranken, steigt.

! **Diabetes ist eine Störung, die mit der Verdauung, Verwendung und Speicherung des Zuckers, der durch die Nahrung aufgenommen wird, zu tun hat. Diabetes Typ 2 entwickeln in der Regel Menschen eines gewissen Alters und/oder diejenigen, die aufgrund ihrer Ernährungsweise übergewichtig sind.**

Fruktose und das hinterhältige Eingeweidefett

Der übermäßig hohe Verzehr von Fruktose führt häufig zu einer überhöhten Fettmenge in den Eingeweiden, diese ist jedoch nicht zu verwechseln mit dem Fett im Unterhautgewebe. Es handelt sich um Fett, das um die Bauchgegend herum eingelagert ist sowie in den wichtigen inneren Organen wie Leber, Nieren und Herz.

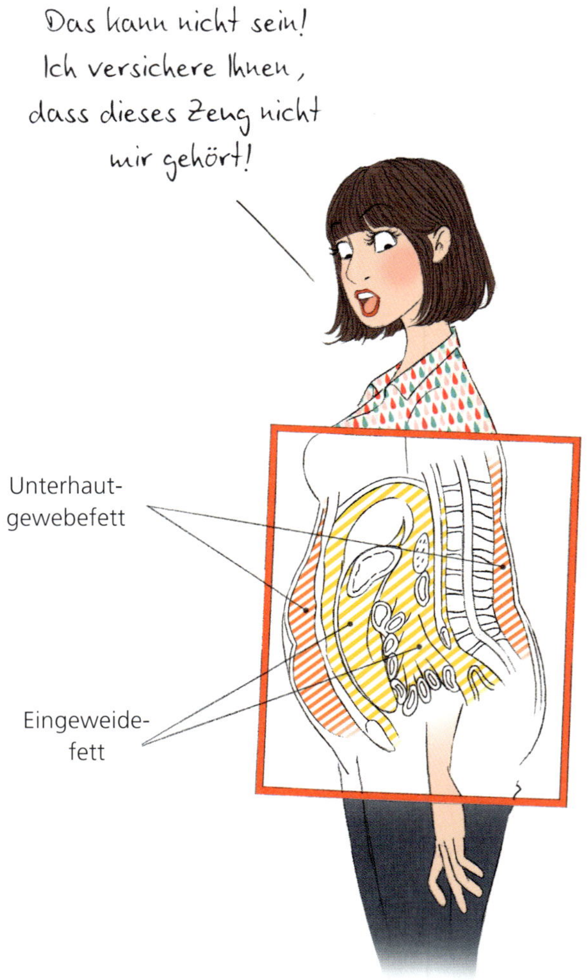

Übermäßige Zuckerzufuhr (besonders Fruktose) erhöht das Risiko von Diabetes und Herz-Kreislauf-Erkrankungen, unabhängig davon, ob man übergewichtig ist oder nicht.

Erhöhte Mengen dieser Fettart sind sehr schädlich: Sie begünstigen Entzündungen, die die Zellen und Organe des Körpers schädigen– man denke z.B. an Arthritis, Bluthochdruck und Verdauungsprobleme.

Außerdem wird die Fruktose, wenn sie in großen Mengen aufgenommen wird, durch die Leber in ein Fett namens »Triglyzerid« umgewandelt. Und erhöhte Triglyzerid-Werte sind mit einem erhöhten Risiko für Herz-Kreislauf-Erkrankungen verbunden …

Zucker und Krebs?

Dieser Zusammenhang ist noch umstritten. Es steht nicht eindeutig fest, dass Zucker eine direkte Ursache von Krebserkrankungen ist.

Was wir jedoch wissen, ist, dass ein erhöhter Zuckerkonsum eine Entzündung auslösen kann, entweder direkt aufgrund einer Erhöhung des Eingeweidefettes oder einer Insulin-Resistenz oder indirekt. Und diese Entzündungen sind mit einem erhöhten Krebsrisiko verbunden.

Apfel oder Birne?

Wenn Ihr Taillenumfang 80 cm (bei Frauen) oder 94 cm (bei Männern) übersteigt, haben Sie ein erhöhtes Risiko für Gesundheitsprobleme, denn das bedeutet, dass Ihr Fett in Form von Eingeweidefett gespeichert wird. Genetische Einflüsse und Hormone spielen ebenfalls eine Rolle, auf welche Art wir die Fette speichern.
Diejenigen, die Fett in Form eines Apfels speichern, haben normalerweise dünne Arme und Beine, aber einen größeren Taillenumfang sowie ein erhöhtes Maß an Eingeweidefett.
Diejenigen, die Fett in Form einer Birne speichern, haben normalerweise einen größeren Po und dickere Beine sowie ein wesentlich geringeres Maß an Eingeweidefett. Eingeweidefett ist leichter zu verlieren als das Fett, das in den tiefer gelegenen Körperregionen sitzt. Falls dies für diejenigen, die das Fett in der unteren Körperregion speichern, sehr frustrierend ist, können sie sich trösten: Diese Fettart, die besonders widerstandsfähig gegen Diäten ist, ist an sich nicht der Grund für die gesundheitlichen Probleme. Sie können Ihre Kurven also mit Stolz zur Schau stellen!

Männer und Frauen speichern Fett unterschiedlich. Bei den Männern begünstigt das Testosteron die Entwicklung eines »Bäuchleins«, weil das Fett um den Bauch herum eingelagert wird.
Achten Frauen nach den Wechseljahren nicht auf ihre Ernährung, nehmen sie eine Form an, die zwischen Apfel und Birne liegt und die man auch als »fassähnlich« bezeichnen kann.

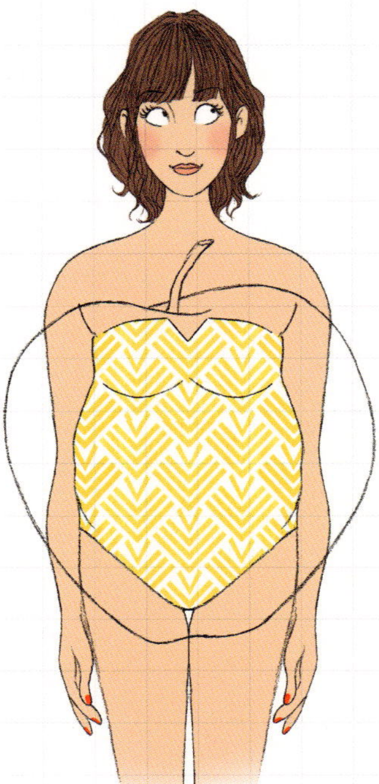

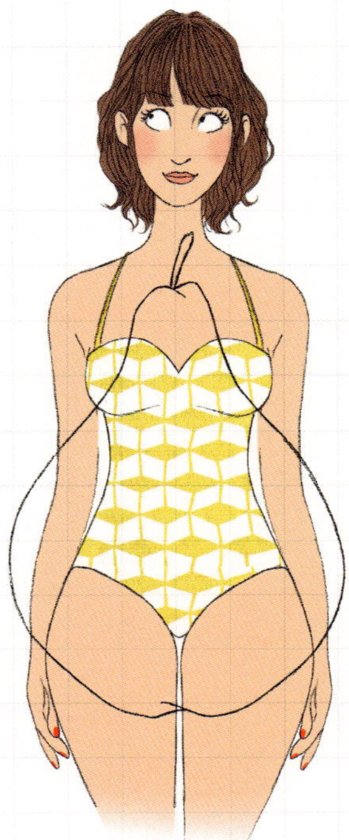

Selbst wenn Sie ein normales Körpergewicht haben, wird Ihre Gesundheit langfristig durch zu viel Zucker geschädigt.

Zucker und neurodegenerative Krankheiten?

Ohne Ihnen beim Gedanken an die große Zuckerwaffel, die Sie am Nachmittag gegessen haben, schlaflose Nächte bereiten zu wollen, sollten Sie bedenken, dass laut aktueller Studien eine Verbindung besteht zwischen Entzündungen, die direkt oder indirekt durch den Verzehr von Zucker hervorgerufen werden können, und dem erhöhten Risiko, an neurodegenerativen Störungen zu erkranken.

Mein Ziel: Schönheit

Ein hübsches Lächeln

Lediglich 35 % der Europäer über 18 haben noch ihre natürlichen Zähne … Möchten Sie weiße, strahlende Zähne (und im Idealfall keine falschen) haben? Oder verkneifen Sie sich das Lächeln, um Ihre gelben Zähne zu verbergen, was noch schlimmer ist? Die Antwort ist eindeutig, oder?

Zucker ist ein wertvoller Verbündeter der Bakterien, weil er ihnen gestattet, sich auf unseren Zähnen abzulagern, ehe sie den Zahnschmelz attackieren. Und diese Bakterien sind nicht wählerisch, sie lieben alle Zuckerarten und unterscheiden nicht zwischen natürlichem Zucker und Zuckerzusatz. Es liegt jetzt an Ihnen, daraus Konsequenzen zu ziehen …

Der Jungbrunnen ist zuckerfrei.

Eine dauerhaft junge Haut

Die Schönheit liegt unter der Haut. Wenn Sie weniger Zucker essen, werden Sie sich in jeder Hinsicht jünger fühlen, ohne auf teure Cremes oder plastische Chirurgie zurückgreifen zu müssen. Ist das nicht ermutigend?

Wenn zu viel Zucker im Blut ist, koppeln sich die Zuckermoleküle an andere Substanzen an und bilden die sogenannten »Endprodukte fortgeschrittener Glykierung«, auf Englisch: *Advanced Glycation End Products* oder AGE (der Name sagt alles). Die Zuckermoleküle heften sich an die Kollagenfasern und an die Zellen der Haut, die daraufhin ihre Elastizität verliert und Falten bildet. Die AGE greifen nicht nur die Haut an, sie können sich auch in Gelenken, Muskeln und Arterien ansammeln. Nun wissen Sie, was Sie für eine schöne Haut und Ihr Wohlbefinden tun müssen!

Wenn Sie gute Zähne haben möchten und eine Haut, die jung und frisch bleibt, müssen Sie auf Zucker verzichten.

Mein Ziel: Glück

Geben Sie es zu, das hätten Sie nicht erwartet: weniger Zucker = mehr Glück. Und ob!

Benebelt?

Sie wachen oft auf und fühlen sich den ganzen Tag wie benebelt? Sie haben tagsüber öfter plötzliche Schwächeanfälle?
Und nun stellen Sie sich vor, dass Sie sich total lebendig fühlen, wenn Sie auf Zucker verzichten! Der plötzliche Abfall der Energie wird durch den bereits erwähnten Jo-Jo-Effekt hervorgerufen: Erst ist zu viel Zucker im Blut und dann sehr schnell nicht mehr genug. Sämtliche Studien kommen zu dem Schluss: Ein schwacher Zuckeranteil im Blut führt zu Müdigkeit, Reizbarkeit und Konzentrationsmangel. Erinnert Sie das an etwas?

Die Abhängigkeit

Warum ist es so schwierig, auf Zucker zu verzichten?

Ist Zucker etwa eine Droge? Dies ist auch ein Thema, über das sich streiten lässt, aber neuere Studien belegen, dass die Abhängigkeit von Zucker Realität ist.
Wenn wir zum Beispiel einen Schokoladenkuchen essen, übertragen die Geschmacksrezeptoren für Süßes auf der Zunge die Information an das Gehirn, das den Geschmack analysiert. Daraufhin aktiviert das Gehirn sein »Belohnungssystem« und erhöht den Dopamin-Anteil, die Glückshormone.
»Ohhh, schmeckt das gut! Soll ich noch ein Stück davon essen? Oh ja.«
Das Problem dabei ist, dass das Belohnungssystem rasch und überhitzt reagiert. Es braucht immer mehr Zucker, um den gleichen Effekt zu erzielen, was immer häufiger zu Gelüsten und schlussendlich in die echte Sucht führt.
Wie fühlen Sie sich, wenn Sie Ihre Tagesdosis Zucker nicht bekommen? Mürrisch, müde, reizbar, verletzlich? Sie sind zweifellos *zuckersüchtig.*

! **Sind Sie schon mal der »Zucker-Versuchung« erlegen, als Sie schlecht gelaunt waren? Zucker trägt indirekt zur Erhöhung des Serotoninspiegels bei, ein Neurotransmitter, der gute Laune verschafft. Warum stellt das ein Problem dar? Weil der Verzehr von Zucker nicht die Probleme des täglichen Lebens für Sie löst. Er führt nur dazu, dass Sie schlechte Essgewohnheiten entwickeln. Und schon sind Sie abhängig. Ein richtiger Teufelskreis!**

Der Zyklus der Zuckerabhängigkeit

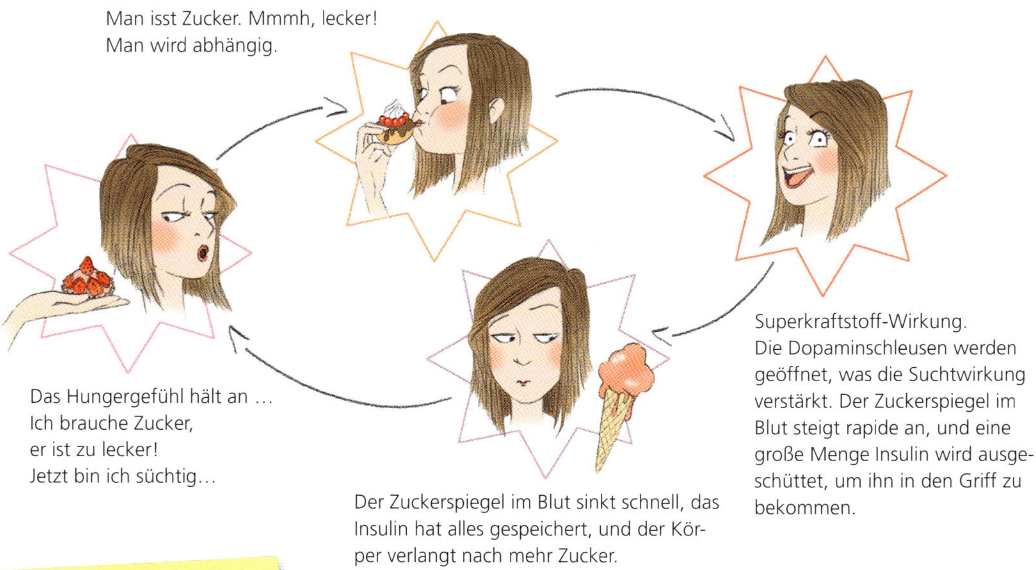

Wenn man den Zuckerverbrauch reduziert, hat man immer klare Gedanken und ein gutes Energielevel.

Der Verzehr von neuen und unterschiedlichen Lebensmitteln trägt ebenfalls zur Erhöhung des Dopaminspiegels bei, ohne Gewöhnungseffekte. Ich empfehle Ihnen, Ihre Mahlzeiten und Lebensmittel möglichst abwechslungsreich zu gestalten, um den Dopaminspiegel zu optimieren, ohne auf Zucker zurückgreifen zu müssen!

Mein Ziel: Geschmack

Schätzen Sie das, was Sie essen, wirklich? Genießen Sie die Textur und den Geschmack wie ein Feinschmecker?

Die Geschmacksknospen sind sensorische Organe, die uns ermöglichen, verschiedene Geschmäcker zu spüren, indem sie Botschaften an das Gehirn schicken. Zucker ist nützlich, um Schärfe abzumildern und den Geschmack zu verbessern, aber zu viel Zucker greift die Geschmacksknospen an und verringert ihre Sensibilität.

Das bedeutet, dass wir immer mehr Zucker essen müssen, damit wir in der Lage sind, den Geschmack wahrzunehmen. Und was noch schlimmer ist: Dies führt zu einem Nachlassen der Sensibilität für sämtliche Geschmacksrichtungen. Die gute Nachricht ist jedoch, dass die Geschmacksknospen ständig erneuert werden (alle 14 Tage) und dass Sie, wenn Sie Ihren Zuckerverzehr einschränken, Ihr Essen wieder mehr genießen können.

Die Auswahl an fantastischen Gerichten aus dem Programm wird Ihnen ermöglichen, den Geschmack der Gerichte schätzen zu lernen, und Sie werden weniger anfällig dafür sein, dem kleinen Hunger nachzugeben.

Quiz: *Sind Sie zuckersüchtig?*

1. Wenn Sie morgens aufwachen:

A. Fühlen Sie sich müde und verletzbar, Sie gehen in die Küche, um wie immer Ihren Kaffee mit zwei Löffeln Zucker zu trinken und ein Schokoladencroissant zu essen.

B. Sie fühlen sich fit und gehen in die Küche, um ein kleines gutes Frühstück mit Cerealien und Toastbrot zu essen.

C. Sie springen aus dem Bett, um zur Entgiftung ein Glas heißes Wasser mit Zitronensaft zu trinken.

2. Morgens in der Arbeit fühlen Sie sich ein wenig müde:

A. Sie gehen sofort zum Kaffeeautomaten, um einen gesüßten Kaffee zu trinken und einen Schokoriegel zu essen.

B. Sie essen den Müsliriegel und den Apfel, den Sie am Morgen mitgenommen haben.

C. Sie warten 5 Minuten, um herauszufinden, ob das, was Sie empfinden, wirklich Hunger ist und kein anderes Bedürfnis. Sobald Sie wissen, dass es sich um ein »echtes« Hungergefühl handelt, essen Sie eine Handvoll gekeimte Mandeln.

3. Zum Mittagessen:

A. Kaufen Sie sich in der Bäckerei ein Sandwich und ein Stück Gebäck sowie ein paar Bonbons für unterwegs.

B. Packen Sie Ihren selbst gemachten Salat aus und trinken dazu einen großen Fruchtsaft und essen einen Müsliriegel.

C. Nachdem Sie einen grünen Smoothie mit Linsen und Tofu getrunken haben, meinen Sie, genug gegessen zu haben.

4. Es ist jetzt Nachmittag, und Sie kommen aus einer stressigen Besprechung mit Ihrem Chef:

A. Sie begeben sich wutschnaubend zum Automaten und holen sich zwei Schokoriegel und ein Paket Bonbons.

B. Sie beißen kräftig in einen Apfel und essen einen fettarmen Joghurt, um Ihre Wut unter Kontrolle zu bringen.

C. Sie gehen an einen ruhigen Ort, um 10 Minuten tief zu atmen und darüber nachzudenken, was soeben geschehen ist, und Ihren inneren Frieden wiederzufinden.

5. Nach einem langen Tag sind Sie auf dem Nachhauseweg und stellen bei der Ankunft am Bahnhof fest, dass der nächste Zug erst in zwei Stunden geht:

A. Sie gehen geradewegs in einen Bahnhofsladen und kaufen sich ein süßes Getränk mit Kohlensäure und ein Paket Kekse, damit Sie nicht völlig entkräftet zu Hause ankommen.

B. Sie gehen in ein Café, trinken einen Karamell-Cappuccino mit Magermilch und essen ein kalorienreduziertes Muffin.

C. Sie gehen in ein Schuhgeschäft, kaufen ein Paar Sportschuhe und gehen zu Fuß nach Hause.

6. Überraschung! Zu Hause erwartet Sie Ihr Lebensgefährte mit einem Festessen – Vorspeise, Hauptgang, Nachtisch und Champagner (ja, ja!)

A. Sie sind begeistert: Schließlich haben Sie tagsüber nicht viel gegessen.

B. Sie essen, fühlen sich jedoch ein wenig schuldig. Sie versprechen sich, am nächsten Tag weniger zu essen.

C. Sie brechen in Tränen aus, weil Sie all diese fetten und zuckerhaltigen Gerichte essen sollen, und schließen sich in Ihrem Zimmer ein.

7. Nachdem der Abend zu Ende ist, gehen Sie schlafen:

A. Sie gehen nie ohne eine kleine Tafel Schokolade ins Bett!

B. Sie fühlen sich schuldig, weil Sie heute immer noch zu viel gegessen haben, und Sie sind entschlossen, am nächsten Tag weniger zu essen.

C. Äußerst zufrieden gehen Sie ins Bett. Sie haben sich strikt an Ihren Ernährungsplan gehalten und beabsichtigen, das auch am nächsten Tag zu tun.

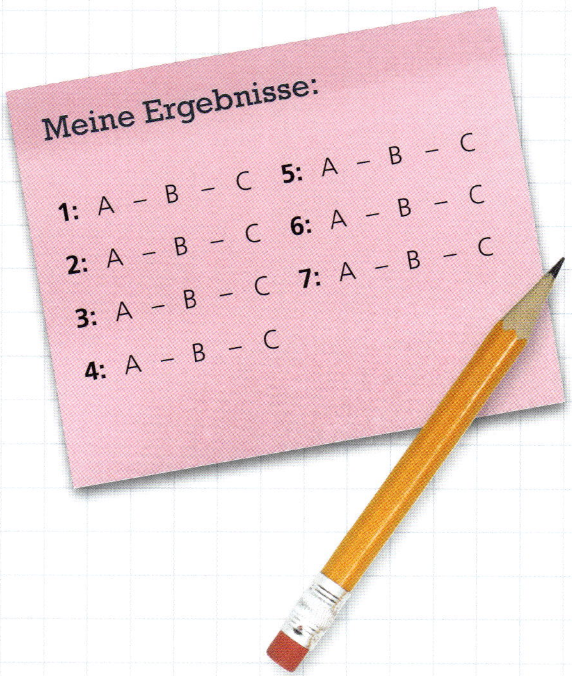

Ergebnisse

VORNEHMLICH ANTWORT A

Sie sind in hohem Maße zuckersüchtig. Es gelingt Ihnen nicht, den Tag ohne einen süßen Imbiss zu verbringen. Sie fühlen sich schnell reizbar und müde, wenn Sie lange Zeit ohne Essen auskommen müssen. Dieses Buch ist der perfekte Ratgeber für Sie. Wir schlagen vor, dass Sie sich ganz langsam vom Zucker lossagen, die Hinweise in Kapitel 3 zum Einkaufen und Kochen werden Ihnen behilflich sein. Sie werden überrascht sein, wie schnell Sie sich besser fühlen, wenn Sie Zuckerzusätze vermeiden.

VORNEHMLICH ANTWORT B

Sie versuchen mehr schlecht als recht, eine gesunde Diät einzuhalten. Dennoch beinhalten viele Ihrer Lebensmittel, selbst wenn sie als »gesund« etikettiert werden, in Wahrheit viele versteckte Zuckerarten. Kapitel 2 ist für Sie besonders nützlich, denn es zeigt Ihnen, wie Sie versteckten Zucker aufspüren können. Haben Sie aber keine Schuldgefühle, denn es gibt an sich keine schlechten Lebensmittel, es geht lediglich darum, sich ausgewogen zu ernähren. Sie können eine Woche lang unser Detox-Menü ausprobieren und danach ein neues Leben ohne Zuckerzusätze beginnen.

VORNEHMLICH ANTWORT C

Alle Achtung, es gelingt Ihnen ausgezeichnet, ohne Zuckerzusätze auszukommen. Dennoch sollten Sie sich davor hüten, fanatisch zu werden. Der Wille ist wie ein Muskel, auch er braucht hin und wieder Ruhe, um auf Dauer wirksam trainiert zu werden. Versuchen Sie, nicht zu streng mit sich zu sein, und machen Sie sich die Rezepte und Menüs in diesem Buch zunutze.

PS: Heißes Wasser mit Zitronensaft (Frage 1, Antwort C) kann Ihre Zähne schädigen, denn Zitronensaft ist sehr säurehaltig. Trinken Sie daher mit einem Strohhalm, oder legen Sie einige Minzblätter in das Wasser.

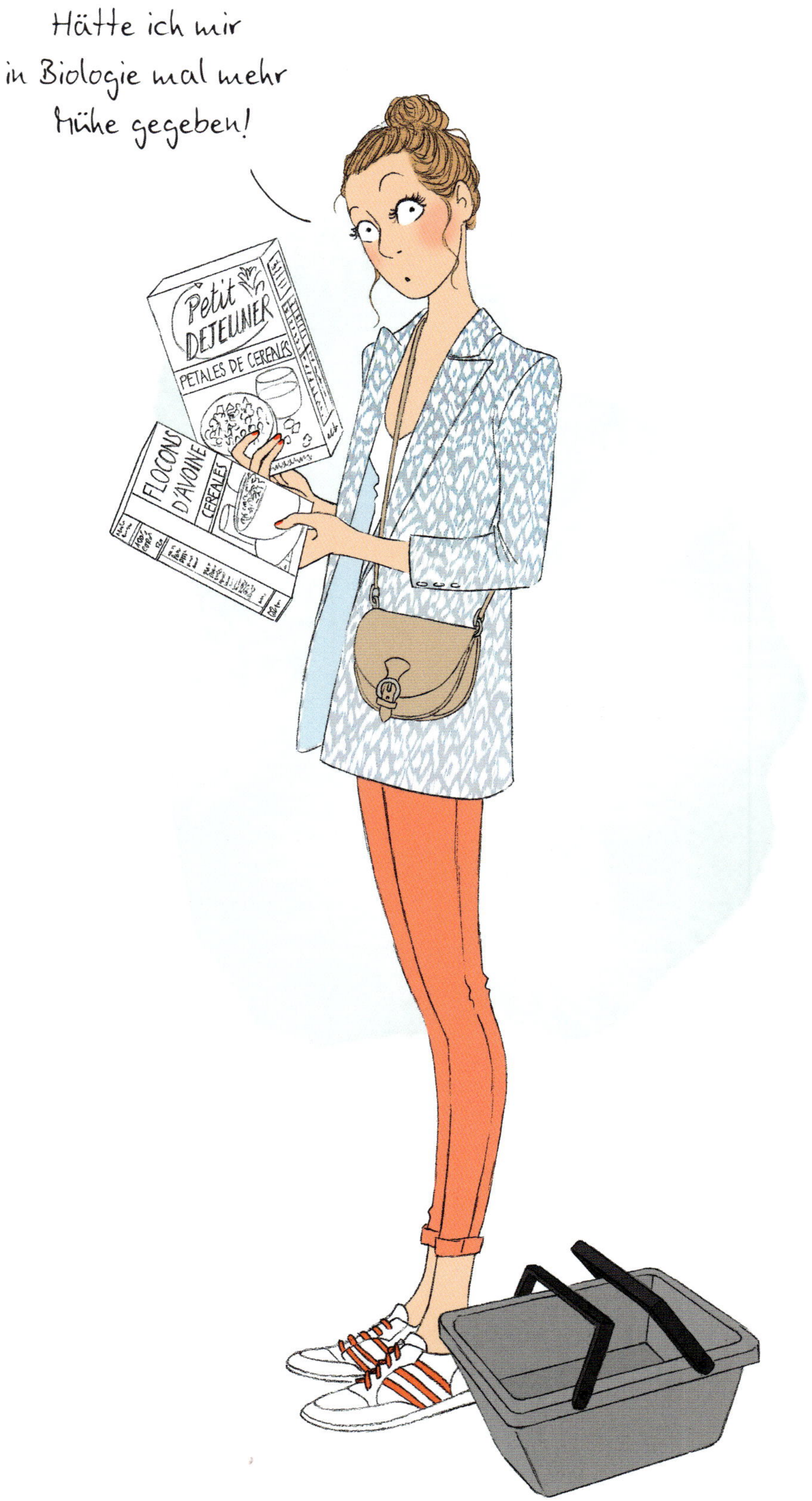
Hätte ich mir in Biologie mal mehr Mühe gegeben!
Petit DEJEUNER
PETALES DE CEREALES
FLOCONS D'AVOINE
CEREALES

2 ZUCKER ERKENNEN UND ENTLARVEN

Zuckerzusatz, natürlicher Zucker, gesunder Zucker: Da kommt man leicht durcheinander! Dieses Kapitel zeigt, wie man Zucker sicher aufspüren kann, insbesondere versteckten Zucker.

Wie behalte ich den Überblick?

Das ist ein schwieriges Unterfangen, selbst für Ernährungsberater. Die auf den Etiketten angegebene Menge beinhaltet die *gesamte* Zuckermenge, die in jedem Lebensmittel enthalten ist, einschließlich des natürlichen Zuckers und des hinzugefügten Zuckers.

Der Zucker in seiner Gesamtheit

Alles in allem: Wie viel **Zucker** sollten wir insgesamt pro Tag essen? In Europa beträgt der empfohlene Richtwert für Frauen 90 g. Dies entspricht 360 Kalorien, also ca. **18 % unseres täglichen Verbrauchs**.

! Die Gesamtmenge von 90 g Zucker pro Tag für Frauen und 120 g für Männer ist eine Empfehlung. Sie basiert auf neuesten Studien und einer Vereinbarung zwischen den Regierungen mehrerer europäischer Länder, der Lebensmittelindustrie und Verbrauchergruppen.

Was man nicht vergessen sollte: Der »natürliche« Zucker, der in den Lebensmitteln vorhanden ist, ist nicht die Ursache von Gesundheitsproblemen, es ist der Zusatz von Zucker, der schadet.

Zuckerzusatz

Welche Menge an **Zuckerzusatz** können wir ohne Bedenken essen? Momentan wird empfohlen, den Zuckerzusatz auf 10 % der **gesamten Energiezufuhr** zu beschränken. Erscheint Ihnen das zu einfach? Warten Sie ab: Laut Studien über die Auswirkungen von Zucker auf Zahnprobleme, Gewichtsprobleme und Gesundheitsprobleme im Allgemeinen hat die Weltgesundheitsorganisation (WHO) vor Kurzem einen Richtlinienentwurf veröffentlicht, der vorschlägt, den Anteil von Zuckerzusatz auf **5 % der gesamten Energiezufuhr** zu beschränken, eine Reduzierung um 50 %.

Das entspricht in Teelöffeln Zucker gemessen:
1 Teelöffel Zucker = 4 g = 16 Kalorien

Zuckerzusatz – Definition

! Der Richtlinienentwurf der WHO über den Verbrauch von Zucker vom März 2014 sieht im erweiterten Sinn eine Beschränkung des Verbrauchs von Zuckerzusatz vor, die auch einige natürliche Zucker mit einschließt:
»Die vorgeschlagenen Begrenzungen beim Zuckerkonsum im Richtlinienentwurf beziehen sich auf sämtliche Zucker, die Lebensmitteln durch den Hersteller, den Koch oder den Verbraucher hinzugefügt werden, als auch auf natürliche Zucker, die in Honig, Sirup, Säften und Fruchtkonzentraten enthalten sind.«
Diese Definition von Zuckerzusatz werden wir im Verlauf des Buches noch genauer unter die Lupe nehmen.

Diese Tabelle zeigt die Gesamtmenge von Zucker, tatsächlichem Zucker und Zuckerzusatz, die pro Tag empfohlen wird, sowie die Menge in Kalorien, Gramm und Teelöffeln.

	Tägliche Kalorien-zufuhr	davon Zucker	davon ohne Zuckerzusatz		Zuckerzusatz	
Frauen	2000	360 Kalorien = 90 g = 22 TL	260 Kalorien = 65 g = 16 TL	13 % der täglichen Kalorien-zufuhr	100 Kalorien = 25 g = 6 TL	5 % der täglichen Kalorien-zufuhr
Männer	2500	450 Kalorien = 120 g = 30 TL	325 Kalorien = 85 g = 21 TL	13 % der täglichen Kalorien-zufuhr	125 Kalorien = 35 g = 7-8 TL	5 % der täglichen Kalorien-zufuhr

Und wie sieht es bei Kindern aus? Die Empfehlung, die Menge an Zuckerzusatz auf 5 % der empfohlenen Nährstoffzufuhr zu reduzieren, ist die gleiche wie für Erwachsene. Eine äußerst befremdliche Statistik, denn Heranwachsende nehmen im Allgemeinen 16 % der empfohlenen Nährstoffzufuhr in Form von Zuckerzusatz zu sich. Schockiert Sie das? In Kapitel 6 finden Sie weitere Informationen darüber sowie einige gute Tricks, wie man den Zuckerverbrauch unserer Kleinen reduziert.

Da Zucker zwar eine sofortige Energiezufuhr liefert, jedoch keinerlei Nährstoffe enthält, trägt eine Reduzierung des Zuckerzusatzes auf 100 oder 125 Kalorien pro Tag auch dazu bei, unser Gewicht in den Griff zu bekommen.

Gesamtzuckermenge
= in den Nahrungsmitteln enthaltener natürlicher Zucker
(z. B. Obst und Milchprodukte)
+
Zuckerzusatz
(z. B. in Getränken und Lebensmitteln, Honig, Sirup, Säften und Fruchtkonzentraten)

Denken Sie daran:
1 TL Zucker
= 4 g
= 16 Kalorien

Praxisblatt: *Berechnen Sie Ihre tägliche Zuckerzusatzzufuhr*

	Zuckerzusatz pro Portion	Gesamtzuckerzusatz in Gramm
GETRÄNKE		
Tee, Kaffee, Kräutertee	*1 Süßstofftablette =1 TL Zucker = 4 g*	
Getränke mit Kohlensäure (nicht light)	*25 g*	
Fruchtsaft	*ein kleines 125-ml-Glas = 10 g*	
Getränke insgesamt		*X*
FRÜHSTÜCK		
Cerealien	*10 g*	
Früchtejoghurt	*10 g*	
Gebäck mit Schokolade	*8 g*	
Milchbrötchen oder Brioche	*5 g*	
Konfitüre	*2 TL = 6 g*	
Schokoladenaufstrich	*15 g = 8 g*	
Frühstück insgesamt		*X*
MAHLZEITEN (MITTAG-UND ABENDESSEN)		
Fertiggericht	*5 g pro Portion*	
Fertigsoße	*5 g pro Portion*	
Fertigdessert	*15 g pro Portion*	
Mahlzeiten insgesamt		*X*
KNABBEREIEN		
2 Kekse	*10 g pro Portion*	
1 Diät-Müsliriegel	*15 g pro Portion*	
1 Schokoriegel (50 g)	*25 g pro Portion*	
20 g Milchschokolade	*10 g*	
20 g dunkle Schokolade	*5 g*	
50 g Bonbons	*30 g*	
Knabbereien gesamt		*X*
Gesamtzuckerzusatz pro Tag		*über 75 g = …*
		zwischen 50 g und 75 g = …
		unter 50 g = …

* Die Zahlen sind Durchschnittsangaben und entsprechen nicht den exakten Werten.

Ergebnisse

ROT

Über 75 g Zuckerzusatz pro Tag.
Über 15 % Ihrer täglichen Kalorienzufuhr stammt aus Zuckerzusätzen.
Es wird höchste Zeit, dass Sie Ihre Essgewohnheiten einmal kritisch hinterfragen, denn die Menge an Zuckerzusatz ist einfach zu hoch. Es geht hier nicht um den Zucker, den Sie bereits kennen (den Löffel Zucker in Ihrem Kaffee), sondern hauptsächlich um den versteckten Zucker, den man im Laufe des Tages zu sich nimmt. Nehmen Sie sich die Zeit, sich unsere nachstehenden Empfehlungen durchzulesen, damit Sie das, was auf den Lebensmitteletiketten steht, verstehen. In Kapitel 3 erfahren Sie, wie Sie Ihren Einkauf und Ihr Menü planen und organisieren können.

ORANGE

Zwischen 50 und 75 g Zuckerzusatz pro Tag. Zwischen 10 und 15 % Ihrer täglichen Kalorienzufuhr stammt aus Zuckerzusätzen. Sie liegen im Durchschnitt. Sehen Sie sich Ihre tägliche Zufuhr an, und versuchen Sie zu verstehen, woher dieser Zuckerzusatz kommt. In Kapitel 3 erfahren Sie, wie Sie Ihren Zuckerverzehr um mindestens 5 % reduzieren können. Nachstehend finden Sie nützliche Informationen, wie man Lebensmitteletiketten richtig liest.

GRÜN

Unter 50 g. Bravo! Sie orientieren sich an den aktuellen Empfehlungen, aber Ihr Ziel sollte sein, einen Zuckerzusatzverbrauch von ungefähr 5 % Ihrer täglichen Kalorienzufuhr zu erreichen und beizubehalten. Sie lieben Herausforderungen? Starten Sie mit unserem Detox-Menüplan.

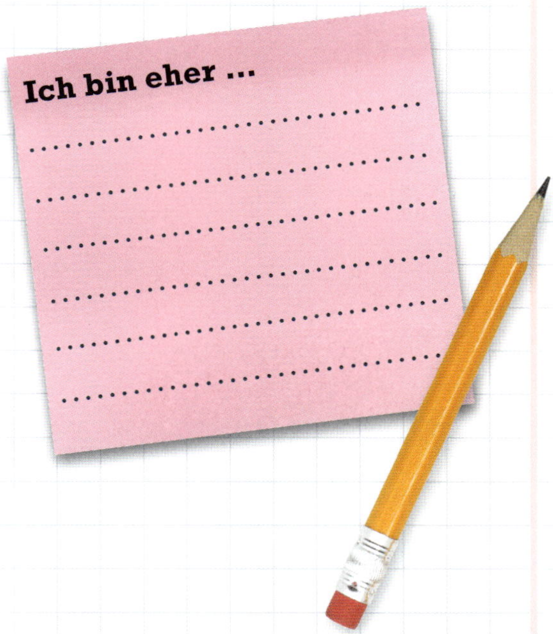

Kleine Zusatzfragen, die Sie zum Nachdenken bringen sollen:

- Welche Menge Zuckerzusatz fügen Sie selbst hinzu?
- Wie hoch ist sein Anteil verglichen mit dem Zuckerzusatz, der sich bereits in Ihren Nahrungsmitteln befindet?
- Welche Ihrer Mahlzeiten haben den höchsten Zuckerzusatz? Für einen Großteil von uns sind es das Frühstück und die Knabbereien.

Zucker aufspüren leicht gemacht

Diese Zuckerarten sind leicht zu erkennen: Kristallzucker, Würfelzucker etc.

Wir nutzen sie zum Kochen oder für heiße Getränke. Zucker in Kristallform, gefärbt, aromatisiert, Zuckerguss, Rohzucker etc. Trotz unterschiedlicher Form, Farbe oder Struktur gibt es keine Unterschiede im Nährwert zwischen Zucker aus Zuckerrohranbau und einem Zuckerrüben-Erzeugnis. Es ist die Herstellungsart dieser Zucker, die ihre Farbe und Struktur bestimmen.

»Natürliche« Zucker

Jetzt werden Sie protestieren: »Aber brauner Zucker, Rapadura Vollrohrzucker, Agavensirup und Honig sind doch gesund, oder?« Nein! Es gibt keinen Zucker, der gesund ist. Es ist ein Irrtum zu glauben, dass einige Zuckerarten besser seien als andere.

Zucker ist und bleibt Zucker.

Brauner Zucker ist zwar weniger raffiniert und enthält gewisse Mineralstoffe, insbesondere Kalzium, Kalium, Eisen und Magnesium – weißer Zucker hingegen enthält keine dieser Bestandteile. Da diese Mineralstoffe jedoch nur in mikroskopisch kleinen Mengen vorhanden sind, kann man wirklich nicht sagen, dass brauner Zucker gesund ist.

pro 100 g Menge und % der empfohlenen täglichen Zufuhr	Weißer Zucker	Brauner Zucker	Honig	Agavensirup
Kalorien	387	380	304	286
Kalzium	1 mg	83 mg (8 %)	6 mg (1 %)	0 mg
Kalium	2 mg	133 mg (4 %)	52 mg (1 %)	0 mg
Eisen	0 mg	0,7 mg (4 %)	0,4 mg (2,5 %)	0 mg
Magnesium	0 mg	9 mg (2 %)	2 mg	0 mg

Agavensirup und Honig enthalten mehr Wasser als kristallisierter Zucker, was erklärt, warum sie weniger Kalorien pro 100 g haben. Die meisten Zuckerarten bestehen aus einfachen Zuckern, wie z.B. Glukose und Fruktose.

Vielleicht verwenden Sie auch Honig und Sirup: Agavensirup, Ahornsirup, Melasse oder Kokosnuss-Zucker und Zucker aus Malzreis. Lange Zeit hat man geglaubt, dass diese besser seien als weißer Zucker, weil ihr Glukose-Anteil geringer ist und sie somit keinen starken Anstieg des Zuckerspiegels im Blut auslösen oder weil sie erhöhte Mengen von Mineralien und Antioxidantien enthalten.

! Zuckerarten, die einen höheren Fruktoseanteil enthalten, sind weniger geeignet, den Zuckerspiegel im Blut zu erhöhen, es ist hauptsächlich die Glukose, die unseren Blutzuckerspiegel ansteigen lässt.

Aber (und das ist wichtig) diese Zucker enthalten oft zu große Mengen an Fruktose und können von der Leber nicht richtig verarbeitet werden. Und wenn die Leber überlastet ist, wandelt sie Fruktose in Fette um …
Agavensirup zum Beispiel enthält 90 % Fruktose und fast keinerlei Antioxidantien. Selbst wenn einige dieser »gesunden« Zucker weniger Fruktose und größere Mengen Antioxidantien enthalten können, insbesondere Honig, Melasse und nicht raffinierter brauner Zucker, können wir diese Antioxidantien wesentlich leichter als Bestandteil von Gemüse, Getreide und Vollkornprodukten aufnehmen.

Industriezucker und »versteckte« Zucker

Zucker wird Fertiggerichten und Soßen hinzugefügt, um ihren Geschmack zu verbessern, und dient als Konservierungsstoff. Und wie lässt sich Zucker am besten verstecken? Man gibt ihm einen komplizierten wissenschaftlichen Namen oder benennt ihn einfach um.

Suchen Sie die Wörter, die auf -OSE enden.

Wenn Sie auf den Lebensmitteletiketten Inhaltsstoffe entdecken, die auf -ose enden, können Sie davon ausgehen, dass es sich dabei um Zucker handelt.

- Saccharose
- Maltose
- Dextrose
- Fruktose
- Glukose
- Galaktose
- Laktose
- Glukose-Fruktose-Sirup
- feste Glukose

Aber aufgepasst, manchmal ist es gar nicht so einfach. Zahlreiche Zutaten, die nicht auf -ose enden, sind ebenfalls Zucker. Somit fallen alle nachstehend aufgeführten Zutaten unter diese Kategorie:

- Zuckerrohrsaft
- entwässerter Zuckerrohrsaft
- feste Extrakte aus Zuckerrohrsaft
- Kristalle aus Zuckerrohrsaft
- Dextrine
- Maltodextrin-Dextrane
- Gerstenmalz
- Rübenzucker
- Maissirup
- feste Extrakte aus Maissirup
- Karamell
- Johannisbrotsaft
- brauner Zucker
- Dattelzucker
- Malzsirup
- Diastase
- diastatisches Malz
- Fruchtsaft
- konzentrierter Fruchtsaft
- entwässerte Fruchtsäfte
- Fruchtsaftkristalle
- Goldsaft
- Melasse
- Turbinado-Zucker
- Sorghum-Sirup
- raffinierter Sirup
- Ahornsirup
- gelber Zucker

In den USA wurde die Verwendung von Maissirup mit hohem Fruktosegehalt (HFCS) – ein Fruktoseanteil von 55 % – diskutiert. In Europa gibt es keinen Grund zur Beunruhigung: Der für die Herstellung süßer Getränke verwendete Hauptzucker ist Saccharose. Zucker, der mehr als 50 % Fruktose enthält, wird Fruktose-Glukose-Sirup genannt. Dieser darf in der EU nicht mehr als 5 % der Gesamtproduktion von Zucker ausmachen.

Der Fruktoseanteil verschiedener Zucker variiert also zwischen 5 und 50 %.

Süßstoffe

Wenn wir unseren Zuckerverbrauch reduzieren müssen, warum ersetzen wir Zucker dann nicht einfach durch Süßstoff? Würde das nicht alle Probleme lösen? Wir wissen, dass Süßstoffe bei Diabetikern eine Erhöhung des Blutzuckerspiegels, der durch Zucker ausgelöst wird, verhindern. Bei Menschen, die ihr Gewicht kontrollieren, haben Süßstoffe verglichen mit Zucker weniger, ja sogar gar keine Kalorien.

Können wir also die Lebensbedingungen der Menschen ändern und weltweit Zucker durch Süßstoff ersetzen?

Nicht ganz. Die Frage, ob Süßstoffe Zucker ersetzen können, ist komplex. In Geschmack und Struktur unterscheiden sich Süßstoffe erheblich von Zucker, daher kann man sie in der Produktion des größten Teils der industriellen Lebensmittel nicht einsetzen.

Darüber hinaus zeigen Studien eine Verbindung zwischen Süßstoffen und Gewichtszunahme. Süßstoffe können unsere Geschmacksknospen in die Irre führen, aber unser Gehirn lässt sich nicht so leicht täuschen. Denken Sie an den Belohnungsmechanismus, der mit Zucker verbunden ist: Wenn wir Zucker aufnehmen, erkennt ihn unser Gehirn als solchen und sendet ein Signal der Zufriedenheit, das Dopamin. Wenn wir hingegen Süßstoffe aufnehmen, schüttet unser Gehirn kein Dopamin aus, und unser Körper ist frustriert und verlangt danach.

Hatten Sie schon einmal Lust auf Kuchen, kurz nachdem Sie ein kalorienreduziertes Getränk getrunken haben? Dann verstehen Sie jetzt, warum.

Bei einem süßen Geschmack, gleichgültig ob er von Zucker oder Süßstoff stammt, wird ein Hungergefühl ausgelöst. Haben die Süßstoffe einen niedrigen Kalorienanteil, ist unsere natürliche Reaktion, zum Ausgleich mehr Kalorien aufnehmen zu wollen.

Auch Süßstoffe fördern die Abhängigkeit von Zucker. Die Lösung liegt also darin, den süßen Geschmack in unserer Nahrung zu reduzieren, anstatt zu versuchen, einen süßen Inhaltsstoff durch einen anderen zu ersetzen.

Es gibt zwei Arten von Zuckerersatzstoffen, die natürlichen Süßstoffe, die entweder aus Pflanzen oder anderen natürlichen Komponenten hergestellt werden, und die künstlichen Süßstoffe, die vollkommen synthetische Produkte sind.

- Künstliche Süßstoffe

Name	Erhältliche Marken	Kalorien pro Gramm	Geschmacksintensität
Acesulfam K	Sunett	0	200 x süßer als Zucker
Aspartam	Nutra Sweet, Canderel	4 (genau wie Zucker)	200 x süßer als Zucker
Saccharin	Sweet 'n low	0	300 x süßer als Zucker
Sucralose	Splenda	3,3	200-700 x süßer als Zucker

Künstliche Süßstoffe werden chemisch hergestellt. Sie sind wesentlich süßer als konventioneller Zucker und haben so gut wie keine Kalorien. Daher sollte man sie als Zuckerersatz in einer geringeren Menge verwenden, als man den Zucker verwenden würde.

Wussten Sie, dass …
… Xylit für Hunde äußerst giftig ist? Bewahren Sie es daher außer Reichweite Ihres vierbeinigen Gefährten auf.

- Zuckeralkohole als natürliche Süßstoffe

Zuckeralkohole, auch unter der Bezeichnung Polyole bekannt, sind Bestandteile von Süßstoff. Sie sind in verschiedenen Lebensmitteln, z.B. in Früchten und Beeren, enthalten. Als Süßstoffe haben sie weniger Kalorien als weißer Zucker. Zuckeralkohole haben 1 bis 3 Kalorien pro Gramm. Geläufige Bezeichnungen sind Mannitol, Sorbitol, Xylit, Erythritol, Lactitol, Maltitol und Isomalt.

Xylit wird ein gewisser gesundheitlicher Nutzen zugeschrieben, nicht zuletzt die Verhinderung von Karies und möglicherweise eine Verminderung des Osteoporose-Risikos. Beachten Sie, dass er genau wie alle Zuckeralkohole, in großen Mengen konsumiert, Magenprobleme verursachen kann.

- Natürliche Süßstoffe aus Pflanzen

Stevia ist ein natürlicher, kalorienarmer Süßstoff auf Pflanzenbasis und ungefähr 300-mal süßer als Zucker. Studien zufolge hat es einen gewissen gesundheitlichen Nutzen, aber bevor Sie sich darauf stürzen, denken Sie daran, dass der Maximalverbrauch 4 mg pro Tag pro Kilo Körpergewicht nicht überschreiten sollte.

Im Endeffekt sind Xylit und Stevia wohl die besten Süßstoffe, sie müssen aber immer noch als Zucker betrachtet werden und sollten nur in Maßen konsumiert werden.

! Einige Worte zum Thema Diabetes. Diabetiker produzieren nicht genug Insulin, um den Zuckeranteil im Blut zu regulieren. Sie müssen daher ganz besonders auf ihre Ernährung achten und sorgfältig die Veränderungen des Zuckerwerts im Blut beobachten. In diesem Fall können die in Maßen angewandten Süßstoffe äußerst nützlich sein, um die Werte in der erforderlichen Höhe beizubehalten.

! Studien haben gezeigt, dass der Verzehr von gewissen künstlichen Süßstoffen die Darmflora verändert und bei einigen Menschen mit einer Unempfindlichkeit gegenüber Insulin verbunden sein kann. Diese Ergebnisse müssen jedoch noch bestätigt werden.

Wenn Sie das Gefühl haben, zuckerabhängig zu sein, sollten Sie versuchen, ganz auf ihn zu verzichten. Probieren Sie unseren Detox-Menüplan in Kapitel 3.

Praxisblatt: *Etiketten lesen und verstehen*

Beispiel einer Lebensmitteletikettierung für einen Becher Joghurt mit Geschmack
Nährwert

	100 g	Portion (125 g)
Brennwert	571 kJ 137 kcal	713,75 kJ 171,25 kcal
Fette davon gesättigte Fettsäuren	7,4 g 4,6 g	9,25 g 5,75 g
Kohlenhydrate davon Zucker	14,4 g 14,3 g	18 g 17,87 g
Ballaststoffe	0 g	0 g
Proteine	3,2 g	4 g
Salz	0,1 g	0,125 g

Wenn Sie Lebensmitteletiketten entschlüsseln können, sind Sie auf dem besten Weg, Experte in Sachen Zucker zu werden!
Die meisten industriell gefertigten Lebensmittel haben auf der Rückseite oder an der Verpackungsseite ein Etikett.
Auf einigen Produkten finden sich Zusatzinformationen in Ampelform und Angaben über Kaloriengehalt, Fette, Zucker und Salz sowie Richtwerte für den Verzehr pro Tag.
Die Lebensmitteletiketten in Europa geben zurzeit nur die in den Produkten enthaltene Gesamtzuckermenge an, ohne eine genaue Aufschlüsselung von natürlichem Zucker und Zuckerzusatz.

Den Zuckergehalt eines Lebensmittels deuten

Schauen Sie sich zunächst die Zuckermenge für 100 g an
In unserem Beispiel mit dem Joghurt ist der Zuckergehalt durchschnittlich bis hoch, mit einem Gesamtzuckergehalt von 14,3 g pro 100 g.
Versuchen Sie daher, Lebensmittel mit einem Gesamtzuckergehalt von über 20 g pro 100 g zu vermeiden. Beachten Sie auch, dass der Gesamtzuckergehalt noch ansteigt, wenn das Produkt Früchte oder Trockenfrüchte enthält.

Zuckergehalt:

- *stark erhöht: über 20 g*
- *hoch: 15 bis 20 g*
- *durchschnittlich: 5 bis 15 g*
- *schwach: unter 5 g*

Berechnen Sie den Anteil von natürlichem Zucker/Zuckerzusatz des Produktes

Naturjoghurt und Milch enthalten 4 bis 5 g Laktose pro 100 g. Wenn Sie Joghurt mit einem Gesamtzuckergehalt von 15 g kaufen, sollten Sie 4 g für den Naturzucker abziehen. So beträgt die Zuckerzusatzmenge ca. 11 g.

In unserem Beispiel hat der Joghurt einen Gesamtzuckergehalt von 14,3 g, d. h. die Zuckerzusatzmenge beträgt ca. 10 g pro 100 g und 12,5 g pro Portion.

Berechnen Sie die Zuckermenge in Teelöffeln

Dies hilft Ihnen, Ihren Verbrauch besser einschätzen zu können. Teilen Sie die Zuckermenge in Gramm durch (ungefähr) 4, dann wissen Sie, wie viele Teelöffel das sind.

Der Joghurt in unserem Beispiel enthält 10 g Zuckerzusatz, das sind ungefähr 2,5 Teelöffel Zucker.

Achten Sie auf die Reihenfolge der Inhaltsstoffe

Die zuerst genannten Inhaltsstoffe sind die wichtigsten. Wenn sich Zucker unter den ersten drei Inhaltsstoffen befindet, sollten Sie das Produkt ins Regal zurückstellen.

Prüfen Sie das tatsächliche Gewicht des Produkts

Wenn das Gewicht des Produkts ungefähr 100 g beträgt, müssen Sie es nicht neu berechnen. Wenn es über oder unter 100 g liegt, sollten Sie die Anzahl der Teelöffel entsprechend erhöhen oder reduzieren.

Bei unserem Fruchtjoghurt wiegt eine Portion 125 g, daher beträgt die Menge an Zuckerzusatz 12,5 g pro Joghurt, das entspricht 3 Teelöffeln.

Erwachsene sollten nicht mehr als 5-8 Teelöffel Zuckerzusatz pro Tag zu sich nehmen.

Wenn wir einen Zauberstab hätten ...

... würden wir uns wahrscheinlich wünschen, dass sämtliche Lebensmitteletiketten die exakte Menge an Zuckerzusatz angeben. Somit wären sie für den Verbraucher wesentlich klarer und vor allem nützlicher. Wer weiß, vielleicht kommt das eines Tages.

! Zucker befindet sich in fast allen veränderten Lebensmitteln, sodass Sie alle Etiketten prüfen sollten, nicht nur die von Kuchen und Keksen.
Brot kann bis zu 10 g Zuckerzusatz enthalten, dasselbe gilt auch für Soßen und Fertiggerichte. Die meisten Müslis enthalten mindestens 20 g Zucker pro 100 g. Müslis mit einem hohen Anteil an Trockenfrüchten ohne Zuckerzusatz enthalten ca. 15 g Zucker pro 100 g, und Softdrinks haben 30 g Zucker pro 330-ml-Dose, das entspricht 7-8 Teelöffeln.

RDA, GDA, DRV: Was bedeutet das?

! Die **RDA** (Recommended Daily Allowances – die empfohlene Tagesdosis) bezieht sich auf **Vitamine** und **Mineralien** und gilt als Referenzwert für eine **weibliche Person**. Und wie sieht es bei männlichen Personen und Kindern aus?

Die **GDA** (Guideline Daily Amounts – die Richtlinie für die tägliche Aufnahme) wurde durch eine Arbeitsgruppe der Vereinigung der Ernährungsindustrien ermittelt. Auf den Verpackungen ist der Wert des Nahrungsmittels für den GDA in Bezug auf die **Energiezufuhr** angegeben, aber auch der Gehalt an **Zucker, Fett, gesättigten Fettsäuren** und **Natrium** (oder Salz).

Die **DRV** (Dietary Reference Values – die Referenzwerte für die Nährstoffaufnahme) werden regelmäßig festgelegt. Normalerweise findet man sie nicht auf den Etiketten. Sie werden von den **Gesundheitsberufen** benutzt und liefern einen Wert für verschiedene notwendige **Nährstoffe in Bezug auf Geschlecht und Alter**. Sie sind wesentlich genauer als die GDA.

Ohne Zuckerzusatz, aber voller Zucker?

Fruchtsäfte

In der von der WHO benutzten Definition von Zuckerzusatz zur Erstellung von Verbrauchsempfehlungen findet man … Fruchtsäfte.

Jetzt sagen Sie: »Du meine Güte! Ist das ein Irrtum? Fruchtsäfte sind doch gesund! Ich habe soeben für teures Geld mehrere Liter Fruchtsaft von Spitzenqualität gekauft.« Leider muss ich Sie enttäuschen, denn es handelt sich nicht um einen Irrtum.

Hier eine einfache Frage:

Könnten Sie 10 Äpfel essen? Das ist ein wenig schwierig, oder? Aber 10 Äpfel trinken?

Das ist wesentlich leichter. In der ganzen Frucht sind Fasern enthalten, die dazu beitragen, den Verdauungsprozess zu verlangsamen. Saft hingegen enthält natürlichen Zucker, der wie ein »Superkraftstoff« verdaut wird. Er wird in Glukose und Fruktose aufgespalten und hat die folgenden Sofortwirkungen:

- Er lässt den Zuckeranteil im Blut rapide ansteigen mit einem Überschuss an Glukose.
- Er überlastet die Leber, die den Überschuss an Fruktose nicht verarbeiten kann.
- Er liefert dem Körper unnötige Kalorien, ohne ein Sättigungsgefühl herbeizuführen: Unser Körper schickt uns daraufhin eine Nachricht und fordert uns auf weiterzuessen.

Jetzt sagen Sie, dass Fruchtsäfte reich an Vitaminen und Mineralien sind. Sicher, aber ganze Früchte ebenso. Die geringe Anzahl an Vitaminen und Antioxidantien, die in Fruchtsäften enthalten sind, ist keine Rechtfertigung für die Auswirkung, die die Menge an freigesetztem Zucker hat. Darüber hinaus sitzen Vitamine und Mineralien einiger Früchte nur in oder an der Schale bzw. im Fruchtfleisch. Auch die Fasern sind wichtige Nährstoffe und tragen dazu bei, den Verdauungstrakt gesund zu halten.

Und wenn Sie immer noch nicht überzeugt sind:

Ein Glas Fruchtsaft (200 ml) enthält die gleiche Menge Zucker (diesmal natürlichen Zucker) wie ein Softdrink.

Merken Sie sich das gut! Sicherlich, ein Glas frisch gepresster Saft schmeckt immer noch besser als ein Saft aus der Flasche und enthält etwas mehr Vitamine, aber, noch mal, er ist konzentrierter Zucker. Denken Sie darüber nach.

Ganze Früchte

Gibt es eine Begrenzung in Bezug auf die Menge an Früchten, die wir essen sollten? Laut WHO lautet die Antwort Nein. Der Zucker in der Frucht wird wie natürlicher Zucker betrachtet und fällt nicht unter den erweiterten Begriff Zuckerzusatz. Es ist auf jeden Fall besser, eine Portion Obst zu essen als einen süßen Nachtisch.

Eine kürzlich durchgeführte Studie hat gezeigt, dass der Verzehr von Obst und Gemüse das weltweite Sterblichkeitsrisiko reduziert; abgesehen davon hat Gemüse dreimal mehr »Schutzkraft« als Obst. Das hat dazu geführt, dass für die tägliche Ernährung neue Regeln aufgestellt wurden.

Anstelle von »5 Portionen Obst und Gemüse« pro Tag sollte man die Regel »5 + 2« befolgen, sprich 5 Portionen Gemüse und 2 Portionen Obst.

Zur Erinnerung: Es wird empfohlen, eine tägliche Gesamtmenge von 90 g Zucker (natürlicher Zucker und Zuckerersatz) zu sich zu nehmen. Eine mittlere Portion Obst enthält zwischen 7 und 15 g Zucker. Beim Verzehr von 2 Portionen Obst pro Tag besteht kein Risiko, die tägliche Höchstmenge zu überschreiten, insbesondere dann, wenn Sie zudem den Verzehr von Zuckerersatz reduzieren. Bei Obst aus der Dose zählt der Sirup als Zuckerersatz (durchschnittlich zwischen 5 und 10 g pro Portion), daher ist es wesentlich besser, frisches Obst zu essen!

! Bei einer Beratung verkünden die Eltern eines kleinen Jungen voller Stolz, dass ihr Kind 5 Portionen Obst und Gemüse pro Tag esse. Als ich weitere Details erfahren will, erweisen sich die 5 Portionen als 3 große Gläser frischer Fruchtsaft (das entspricht 15 Teelöffeln Zucker) und 2 Äpfel. Man braucht schon etwas elterliche Pädagogik, um Folgendes klarzumachen:

1. Fruchtsaft gilt als Zuckerzusatz und nicht als ein Stück Obst, unabhängig von der Menge des getrunkenen Saftes.
2. Wenn man von Obst- und Gemüseportionen spricht, sollte jede Portion aus einer anderen Obst- und Gemüsesorte bestehen; 2 Äpfel zählen z.B. als eine Portion.
3. Gemüse darf in der Kinderernährung keinesfalls weggelassen werden.

Die Zuckerskala für Früchte

Zuckermenge pro 100 g	Früchte
Hoher Zuckergehalt, über 10 g	Bananen, Kirschen, Mangos, Trauben, Feigen
Mittlerer Zuckergehalt, unter 10 g	Melonen, Kiwis, Pfirsiche, Aprikosen, Pflaumen, Birnen, Äpfel, Blaubeeren
Niedriger Zuckergehalt, unter 5 g	Himbeeren, Erdbeeren, Brombeeren

Ein Trick: Versuchen Sie, pro Tag nicht mehr als eine Obstportion mit hohem Zuckergehalt zu essen. Frische oder tiefgefrorene Beeren (Erdbeeren, Himbeeren, Brombeeren) sind wegen ihres niedrigen Zuckergehalts eine sehr gute Wahl. Außerdem sind sie reich an Antioxidantien!

Befürchten Sie jetzt, dass der süße Geschmack der Früchte zuckersüchtig macht? Für eine Ernährung mit niedrigem Zuckergehalt können Sie unser Detox-Programm für eine Woche ausprobieren.

Trockenfrüchte

Trockenfrüchte sind reich an Zucker, vor allem weil ihnen die Flüssigkeit fehlt. Ihr Zuckergehalt beträgt 50 % des Gesamtgewichts gegenüber 5 bis 20 % bei frischen Früchten. Man kann Trockenfrüchte in kleinen Mengen essen, sollte jedoch darauf achten, dass kein Zucker hinzugefügt wurde, denn sonst enthalten sie die gleiche Menge Zucker wie Bonbons! Einige Trockenfrüchte enthalten mehr Zucker als andere:

Trockenfrüchte	Zuckeranteil pro Portion (30 g)
Aprikosen	16 g
Trauben	15 g
Datteln	18 g
Feigen	17 g
Pflaumen	11 g

Milchprodukte

Alle Milchprodukte enthalten Zucker in Form von Laktose, einem natürlichen Zucker, der in der Milch vorkommt. Milch und Joghurt enthalten ungefähr 4 g Laktose pro 100 ml. Wenn Ihr Joghurt mehr als 4 bis 5 g Zucker hat, heißt das, dass Zucker hinzugefügt wurde. Der Käse hat weniger Laktose, weil er mithilfe eines Fermentationsverfahrens hergestellt wird, das die Laktose in Milchsäure umwandelt. Er enthält auch weniger Molke. Je härter der Käse ist, desto geringer ist sein Laktosegehalt.

Alkohol

Alle im Alkohol enthaltenen Zucker werden als Zuckerersatz betrachtet, auch gewisse Getränke enthalten eine überraschende Menge an verstecktem Zucker. Meiden Sie Alkohol-Softdrink-Mischgetränke sowie süße Weine (Portwein, Muskateller, Pineau etc.).

Getränk	Zuckergehalt
Bier	im Allgemeinen niedrig
Apfelwein	5 bis 15 g pro Flasche
Trockene Rot- und Weißweine	5 bis 7 g pro Flasche
Süße Weine	bis zu 8 g pro Flasche
Spirituosen	im Allgemeinen niedrig
Verdauungsschnaps	5 bis 20 g pro Flasche
Trockener Champagner	1 bis 3 g pro Flasche

1 Einheit Alkohol =	100 ml Wein à 12 %
	250 ml Bier à 5 %
	25 ml Spirituosen
	50 ml süßer Wein

Allgemeinen Empfehlungen zufolge sollten Frauen ihren Alkoholkonsum auf ein Maximum von 14 Einheiten pro Woche beschränken und Männer auf 21 Einheiten (s. Tabelle mit Entsprechungen für die Definition der Einheiten). Es wird ebenfalls empfohlen, an mindestens zwei oder drei Tagen pro Woche überhaupt keinen Alkohol zu trinken.

Ist Rotwein gesünder als anderer Wein?

! Nur geringfügig. Rotwein enthält Antioxidantien wie Resveratrol, aber nur in kleinen Mengen, diese werden vom Körper nicht immer gut aufgenommen.
Wenn Sie Bedarf an Antioxidantien haben, sollten Sie eher an einen Spinatsalat als an ein Glas Rotwein denken.

Raffinierte Kohlenhydrate, schnelle und langsame Zucker

Wussten Sie, dass die »weißen« Kohlenhydrate, wie z.B. weißes Mehl, wie Zucker verdaut werden? Obwohl sie keinen süßen Geschmack haben, werden weiße Kohlenhydrate rasch in einfache Zucker aufgespalten und lassen den Zuckerspiegel im Blut ansteigen, genau wie Zucker, und mit den gleichen Auswirkungen auf unser Verlangen nach Süßem. Das Problem dabei ist, dass die weißen Kohlenhydrate industriell verarbeitet und die Teile der Körner entfernt werden, die die Ballaststoffe und andere Nährstoffe enthalten.

Die Kohlenhydrate sind nicht alle gleich, aber die Besonderheit der weißen Kohlenhydrate liegt darin, dass sie vom Organismus genauso verarbeitet werden wie Zucker. Wenn Sie Ihren Zuckerverbrauch einschränken wollen, müssen Sie auch diese schnellen Zucker meiden und Kohlenhydrate verwenden, die langsamer abgebaut werden.

Nicht raffinierte Körner oder Cerealien enthalten mehr Ballaststoffe als verarbeitete. Ballaststoffe wirken wie eine Bremse und tragen dazu bei, die Verdauung der Körner zu verlangsamen. Dies führt zu einer langsamen und gleichmäßigen Freigabe des Zuckers an den Organismus und verhindert den »Superkraftstoff«-Effekt. Das Energieniveau wird stabilisiert, und man ist länger gesättigt. Vorbei sind der kleine Hunger, das Verlangen nach Knabbereien und die Überernährung! Obwohl sie nicht als Zucker angesehen werden, muss man sich vor diesen schnellen Zuckern in Acht nehmen, denn sie haben einen starken Einfluss auf den Blutzuckerspiegel und können Gewichtsprobleme verursachen, wenn man sie in überhöhtem Maß zu sich nimmt.

! Der glykämische Index misst die Geschwindigkeit, mit der unser Körper die Nahrungsmittel in Glukose umwandelt und diese ins Blut gelangt. Nahrungsmittel, die langsamer verdaut werden, haben einen niedrigeren glykämischen Index, diejenigen, die schneller verdaut werden, einen höheren.

Für den Durchblick: Langsame Zucker sind in Produkten enthalten, die noch weitgehend unverändert sind (brauner Reis, Bohnen, Linsen, aber auch Vollkornbrot), schnelle Zucker in verarbeiteten Produkten (Weißbrot, weißer Reis).

Klassifizierung	Anteil an Ballaststoffen	Beispiel
Langsame Zucker Niedriger glykämischer Index	mehr als 10 %	Bohnen, Körner, Hülsenfrüchte, Nüsse, die meisten Gemüsesorten, einige Früchte, Quinoa
Durchschnittlich langsame Zucker	zwischen 5 und 10 %	Vollkornbrot, einige Früchte und Gemüsesorten, Vollkornreis, Vollkornnudeln, Vollkornmüsli
Schnelle Zucker Hoher glykämischer Index	weniger als 5 %	Weißbrot (Baguette), Zucker, Kartoffeln*, weißer Reis, alle Produkte mit hohem Zuckerzusatzgehalt, Nudeln

* Ballaststoffe finden sich auch in Kartoffelschalen. Isst man Kartoffeln ohne Schale, nimmt man weniger Ballaststoffe auf!

! Einige Zuckerarten werden mit einem niedrigen glykämischen Index vermarktet, weil sie weniger Glukose enthalten und den Zuckergehalt im Blut weniger schnell ansteigen lassen. Aber Vorsicht, diese Zucker enthalten im Allgemeinen eine Menge Fruktose, die von der Leber verarbeitet werden muss. Das macht sie also nicht gesünder.

Wann braucht man schnelle Zucker?

Schnelle Zucker werden benötigt, wenn man schwere körperliche Arbeiten verrichtet, bei denen Zucker rasch verbrannt und schnell wieder ersetzt werden muss. Schauen Sie doch einmal auf Ihren Terminkalender. Wann war Ihr letzter Marathonlauf? Verbringen Sie den größten Teil Ihrer Zeit am Schreibtisch, oder arbeiten Sie im Freien? Die meisten von uns brauchen schnelle Zucker nicht.

Gluten

Lebensmittel ohne Gluten sind heutzutage sehr in Mode. Sind glutenfreie Produkte wirklich gesünder? Können sie uns dabei helfen, unser Gewicht in den Griff zu bekommen? Enthalten Produkte ohne Gluten weniger Zucker?
Nein, nein, und noch mal nein! Viele Lebensmittel ohne Gluten enthalten trotzdem Zucker. Wenn Sie eine Glutenunverträglichkeit haben, kann der Verzehr von Gluten Verdauungsprobleme auslösen. Versuchen Sie zunächst, Ihren Glutenkonsum zu reduzieren, und wenn Sie meinen, dass Sie eine Glutenunverträglichkeit oder -allergie haben, wird Ihr Arzt Ihnen sagen, ob Sie einen Test machen sollen, um eine Unverträglichkeit auszuschließen.

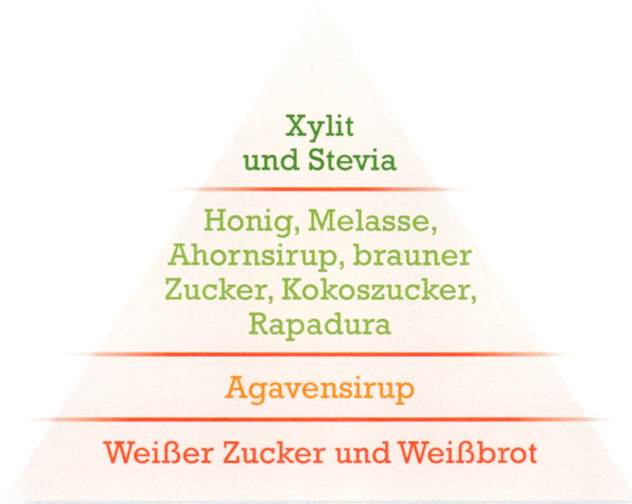
Xylit
und Stevia
Honig, Melasse,
Ahornsirup, brauner
Zucker, Kokoszucker,
Rapadura
Agavensirup
Weißer Zucker und Weißbrot

Die Aufstellung der Zucker, eingestuft nach ihrer Auswirkung auf die Gesundheit, dem Gehalt an Nährstoffen und Antioxidantien.

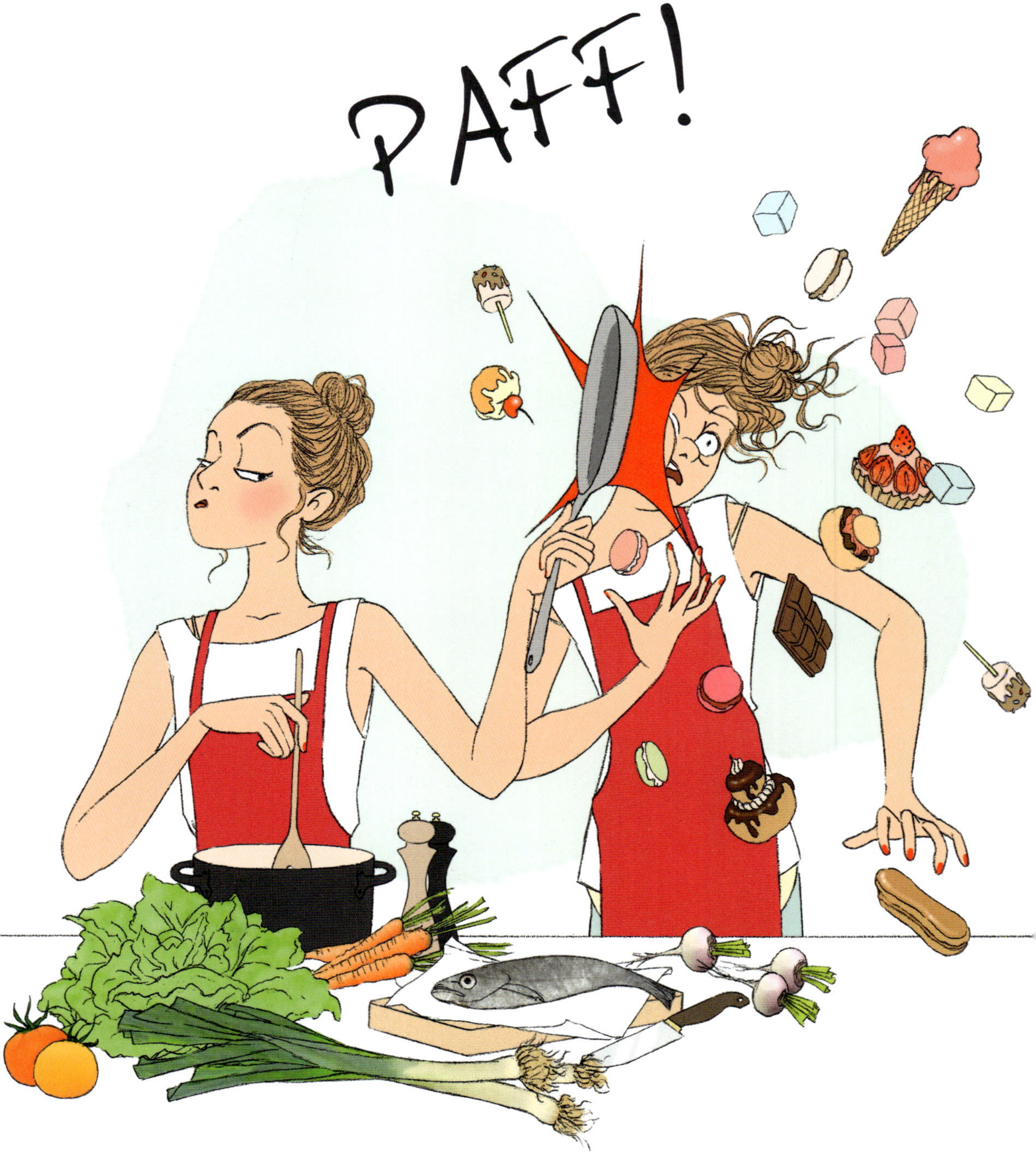
PAFF!

3 DER ANGRIFFSPLAN

Jetzt, da Sie langsam immer mehr in Sachen Zucker wissen, kommen wir zu den praktischen Ratschlägen und Tipps für eine Ernährung mit wenig Zucker.

Die zehn goldenen Regeln

1. Lesen Sie sich die Etiketten genau durch

Wir reden hier von Lebensmitteletiketten! Prüfen Sie die Etiketten aller Lebensmittel, die Sie kaufen: Das erfordert am Anfang ein wenig Zeit, später gelingt es im Nu. Alle Produkte, die mehr als 15 % Zucker enthalten, sollten aus Ihrem Einkaufskorb verschwinden. Zucker ist eindeutig enthalten in Kuchen, Backwaren und Desserts, »versteckter« Zucker in Soßen, Fertiggerichten und industriell hergestellten Kuchen.
Achten Sie auf den Zuckerzusatz in Getränken und denjenigen, den Sie selbst hinzufügen: die kleinen Löffel, die Sie in Ihren Tee oder Kaffee tun … Probieren Sie die »Nimm die Hälfte«-Regel aus.

Die »Nimm die Hälfte«-Regel

! Wenn Sie Ihren Tee oder Kaffee gezuckert trinken, gibt es einen einfachen Weg, wie Sie die Zuckermenge nach und nach reduzieren. Wenn Sie z.B. 3 Kaffee pro Tag mit jeweils 2 TL Zucker trinken, macht das 6 TL Zucker pro Tag. Versuchen Sie, diese Menge in der ersten Woche auf 1 TL Zucker pro Kaffee (d.h. 3 TL pro Tag) und in der zweiten Woche auf einen halben zu reduzieren (d.h. 1,5 TL pro Tag). In der dritten Woche reduzieren Sie die Menge noch mal um die Hälfte (d.h. ¾ TL pro Tag), bevor Sie ab der darauffolgenden Woche Ihren Kaffee ohne Zucker trinken. Das gestattet Ihren Geschmacksknospen, sich nach und nach und ohne jeglichen brutalen Überraschungseffekt an weniger Zucker zu gewöhnen.

2. Füllen Sie Ihren Teller mit Ballaststoffen und Proteinen

Vermeiden Sie Phasen der Unterzuckerung, indem Sie weniger »schnelle« Zucker und mehr Ballaststoffe zu sich nehmen. Sämtliche Lebensmittel, die viel Protein enthalten, z.B. Fleisch, Fisch, Eier, Geflügel, Bohnen, Linsen, Erdnüsse und Körner, werden langsam verdaut und tragen dazu bei, Ihren Zuckergehalt im Blut auszugleichen. Gemüse, Obst und Vollkornprodukte sind reich an Ballaststoffen. Sie tragen auch dazu bei, den Verdauungsprozess zu verlangsamen.

! Alle Mahlzeiten, die reich an Zucker oder raffinierten Kohlenhydraten sind, erzeugen im Blut einen Anstieg des Zuckerlevels und lösen den »Superkraftstoff«-Effekt aus. Dieser ist durch einen äußerst hohen Energielevel gekennzeichnet, der einige Stunden später rapide abfällt und ein immenses Bedürfnis nach Süßem auslöst.

Essen Sie ausgewogene Speisen, um einen konstanten Energiefluss zu erreichen, dann sind Sie auf natürliche Weise in der Lage, Phasen der Unterzuckerung zu vermeiden. Die Regel ist, niemals, wirklich niemals nur raffinierte Kohlenhydrate wie z.B. nur einen Teller Nudeln ohne jegliche Beilage zu essen.

Und unser bester Ratschlag? Essen Sie zu jeder Mahlzeit ein Lebensmittel, das reich an Proteinen ist. Das muss ja nicht unbedingt ein 250 g Steak zum Frühstück sein! Die Menge an Proteinen muss nicht riesig sein. Auch pflanzliche Proteine und Milchprodukte sind gute Proteinquellen.

Wussten Sie, dass …

… nicht die Größe des Magens zählt, sondern die Geschwindigkeit, mit der er sich entleert? Zucker und hoch raffinierte Lebensmittel gelangen mit hoher Geschwindigkeit vom Magen in den Darm. Je länger die Verdauung dauert, desto besser ist unser Körper in der Lage, uns mitzuteilen, ob wir genug gegessen haben.

Praxisblatt: *Frühstück im neuen Look*

Ein getuntes Frühstück, um das 11-Uhr-Loch und den Süßwarenautomaten zu umgehen!

Vorher	Nachher	Warum?
2 Scheiben Weißbrot	1 Scheibe Vollkornbrot	Vollkornbrot enthält mehr Ballaststoffe, es liefert die Energie langsamer und regelmäßiger. Wenn Sie einen Joghurt und Nüsse essen, reicht eine Scheibe Brot.
Butter und Marmelade 15 g Marmelade = 2 TL Zuckerzusatz	Versuchen Sie, weniger Marmelade und stattdessen Weichkäse zu essen.	Butter in kleinen Mengen ist erlaubt, aber Sie erübrigt sich, wenn Sie die Marmelade durch Käse ersetzen.
Kein Protein	Naturjoghurt (Vollmilch) Quark (Vollmilch) Eier Nüsse	Essen Sie ein Lebensmittel, das reich an Proteinen ist, damit der Verdauungsprozess verlangsamt und Ihr Sättigungsgefühl verbessert wird.
Glas Orangensaft 125 ml = 2 TL Zuckerzusatz	kleine Schale mit Beeren	Beeren haben einen niedrigeren Zuckergehalt und enthalten mehr Ballaststoffe.
Gesamtmenge an Zuckerzusatz: 4 TL	Gesamtmenge an Zuckerzusatz: (ohne Marmelade): 0	

3. Zwischenmahlzeiten vermeiden

Es ist fast unmöglich, gesunde Zwischenmahlzeiten zuzubereiten, wenn man nicht zu Hause ist, außer man beschränkt sich einzig und allein auf Obst und Nüsse. Ist Ihre einzige Option, wenn Sie schnell etwas essen wollen, Sandwiches, Kuchen, Kekse und Chips? Anders gesagt: Zucker, noch mehr Zucker und schneller Zucker …

Wenn Sie Lust auf eine Zwischenmahlzeit haben, können Sie frisches Obst und Erdnüsse überall mit hinnehmen. Muss ein Snack unbedingt süß sein? Nein, auch Rohkost kann eine gute Zwischenmahlzeit sein.

Das Geheimnis lautet: Wenn Sie ausgewogen essen, brauchen Sie keine Zwischenmahlzeiten. Wenn Sie jeder Mahlzeit Proteine und Ballaststoffe hinzufügen, bleibt Ihr Zuckerspiegel im Blut konstant, und Sie halten ohne Mühe 4 bis 6 Stunden zwischen den Mahlzeiten durch, ohne Hunger zu verspüren.

Oh! Ein letzter Punkt: Wenn Sie abnehmen wollen, ist es sinnvoll, die Abstände zwischen den Mahlzeiten zu vergrößern und nicht den ganzen Tag wie ein Kaninchen zu knabbern. Der Höhlenmensch hat auch nicht alle 2 bis 3 Stunden etwas gegessen. Längere Abstände zwischen den Mahlzeiten beschleunigen die Fettverbrennung. Knüpfen Sie also an die Weisheit unserer Vorfahren an …

4. Im Voraus planen – wie beim Schachspielen

Mit dem richtigen Einkaufen fängt alles an! Wachen Sie manchmal morgens auf und stellen fest, dass Sie nichts zu essen im Haus haben, und kaufen dann auf dem Weg zur Arbeit ein Schokocroissant und einen Kaffee? Wenn Sie nach einem langen Arbeitstag nach Hause zurückkommen, stürzen Sie sich dann in die Küche und essen alles, was Sie in Ihren Schränken vorfinden? Hhm, lassen Sie mich überlegen … Sie sind einfach »zu beschäftigt«, um Ihre Mahlzeiten vorauszuplanen und Ihre Einkäufe korrekt zu erledigen. Rücken wir die Dinge mal in die richtige Perspektive.

Wie viel Zeit verbringen Sie jeden Tag mit Ihrem Aussehen – Duschen, Haare, Gesicht, Kleidung? 30 Minuten? 1 Stunde? Mehr? Und wie viel Zeit verbringen Sie in den sozialen Netzwerken? 30 Minuten? 1 Stunde? Mehr?

Warum investieren Sie nicht genauso viel Zeit für Ihren »inneren Look«?

Das ist eine Frage der Priorität. Sie müssen einfach versuchen, jeden Tag ein wenig Zeit zu finden, um Ihre Mahlzeiten zuzubereiten.
Es ist viel einfacher, »wirklich gute« Gerichte zu essen, wenn Sie ein wenig Zeit damit verbringen, über Ihre Mahlzeiten nachzudenken und Ihre Einkäufe dementsprechend planen (siehe Kapitel 4).

5. Haben Sie keine Angst vor den »guten« Fetten

Wenn Sie in einem Lebensmittel die Fette aussparen, müssen Sie sie durch eine andere Zutat ersetzen, damit das Essen Geschmack bekommt. Welche Zutat eignet sich am einfachsten dafür? Richtig: Zucker.
Machen Sie sich noch immer Sorgen wegen der Fette? Eine aktuelle Studie hat gezeigt, dass der Verzehr von nicht fettreduzierten Vollmilchprodukten dazu beiträgt, das Gewicht besser zu kontrollieren. Das kommt daher, dass diese Produkte sättigender sind und einen besseren Geschmack haben und wir deshalb nicht so schnell dazu neigen, zusätzlich noch andere süße Lebensmittel zu essen. Für die meisten von uns stellt der moderate Verzehr von Produkten aus Vollmilch oder teilweise entrahmter Milch keinerlei Probleme dar. Haben Sie sich schon mal auf ein Stück Butter gestürzt? Wahrscheinlich nicht. Aber Sie haben schon mal eine ganze Packung Kekse gegessen? Das Problem ist, dass es sehr einfach ist, zu viel zu essen, wenn die Fette versteckt sind und wir sie weder sehen noch riechen können.
Wenn wir die Fette korrekt einordnen, ist es einfach, ihren Verzehr auf natürliche Weise zu regulieren. Wenn wir Kekse essen, hat diese explosive Mischung aus Zucker und versteckten Fetten in Bezug auf das Belohnungssystem in unserem Gehirn die gleiche Wirkung wie ein Silvesterfeuerwerk.

Vergleichen Sie die Etiketten von Lebensmitteln mit geringem Fettanteil mit den Etiketten der »nicht fettreduzierten« Lebensmittel, und achten Sie darauf, welche mehr Zucker enthalten. Sie werden überzeugt sein!

Kurze Erinnerung an die guten Fette

! Es sind die natürlichen Fette, die wichtig für unsere Gesundheit sind: gesättigte Fette (in moderaten Mengen) in Butter, rotem Fleisch und Milchprodukten, und vor allem ungesättigte Fette in Pflanzen und ölhaltigen Fischsorten (Omega 3, 6 und 9).

6. Alle in die Küche!

> *»Man kann nicht gut denken, gut lieben, gut schlafen, wenn man nicht gut gegessen hat.«*
>
> *Virginia Woolf*

Können Sie nicht oder wollen Sie nicht kochen? Ohne ein großer Koch zu sein, reduzieren Sie den Zuckergehalt in Ihren Mahlzeiten, wenn Sie bestimmte Gerichte selber kochen.
In industriell hergestellten Lebensmitteln befindet sich eine Menge versteckter Zucker, und je öfter Sie selbst kochen, desto besser können Sie die Zuckermenge, die Sie zu sich nehmen, kontrollieren. Es ist auch wesentlich einfacher, gesunde Mahlzeiten vorzubereiten und zu kochen, wenn Sie in Ihren Schränken gute Zutaten haben.
Dieses Buch enthält 44 einfache, leckere Rezepte von Gerichten, die Sie sehr schnell zubereiten können. Versuchen Sie es. Sie werden angenehm überrascht sein!

7. Kochen Sie mit Vergnügen und Geschmack

Es ist sehr einfach, schlechte Angewohnheiten anzunehmen und jeden Tag das Gleiche zu essen. Lebensmittel enthalten unterschiedliche Arten und Mengen von Nährstoffen: Vitamine, Mineralien und Antioxidantien. Wenn wir unsere Ernährung variieren, maximieren wir unsere Nährstoffzufuhr.
Kräuter und Gewürze runden den Geschmack ab, Sie brauchen keinen Zucker hinzuzufügen. Für einen süßen Geschmack ohne Zucker sind Zimt und Vanille unentbehrlich, für einen salzigen Geschmack Kreuzkümmel, Cayenne-Pfeffer und frische Kräuter.
Durch die Einführung neuer Lebensmittel wird unser Dopamin-Level erhöht. Und wenn wir glücklich sind und gut essen, sind wir weniger geneigt, Zucker wie ein Kuscheltier zu verwenden, um uns zu trösten …

Woher stammt der Zuckerzusatz in der durchschnittlichen Ernährung eines Erwachsenen?

- *25 % Bonbons, Marmelade, Zucker*
- *25 % Kuchen, Kekse*
- *10 % Alkohol*
- *21 % zuckerhaltige Getränke*
- *6 % zuckerhaltige Milchprodukte*
- *13 % andere*

8. Auf den Nachtisch verzichten muss keine Strafe sein

Wie oft ist es Ihnen schon passiert, dass Sie gesagt oder gedacht haben: »Iss erst deinen Teller leer, wenn du einen Nachtisch willst« oder: »Nimm dir ein Stück Kuchen, um dich zu trösten«? Warum muss eine Belohnung unbedingt süß sein? Müssen wir nach jeder Mahlzeit ein Dessert haben?

Nein. Und um sich dies abzugewöhnen, stellen Sie sich die folgende Frage: »Möchten Sie ein Stück Kuchen, um den Zuckergehalt im Blut sprunghaft zu erhöhen, Ihre Gesundheit zu schädigen und Ihrem Gesicht einige Falten hinzuzufügen?« Angesichts all dessen wird der Nachtisch plötzlich deutlich weniger attraktiv.

Einige schöne Momente mit der Familie und Freunden zu verbringen und dabei ausgewogen zu essen ist schon ein Vergnügen an sich, es ist überhaupt nicht notwendig, das Essen mit einer Schicht Zucker zu beenden.

9. Emotionales Essen verstehen und einschränken

Wenn Hunger nicht das Problem ist, ist Essen nicht die Lösung!

Verspüren Sie öfter einen »kleinen Hunger«, wenn Sie verärgert, müde, gestresst oder gelangweilt sind? Das ist ein »emotionaler Hunger«. Er unterscheidet sich vom richtigen Hunger, der an unsere organischen Bedürfnisse gekoppelt ist.

Wirklicher Hunger stellt sich **schrittweise** ein – Ihr Magen beginnt zu gluckern –, und **nachdem** Sie gegessen haben, haben Sie keinen Hunger mehr.

Emotionaler Hunger tritt **plötzlich** auf und wird durch Essen **nicht befriedigt**.

Die Wirkung ist wie ein schwarzes Loch: Sie essen und essen und haben immer noch Hunger.

Und welche Lebensmittel vertilgen Sie, wenn Sie emotionalen Hunger haben? Süße natürlich. Und warum entscheiden Sie sich spontan für diese Art von Lebensmitteln? Damit Sie sich besser fühlen. Erinnern Sie sich noch: Süße Lebensmittel erhöhen den Dopamin- und Serotonin-Spiegel in unserem Körper, wodurch wir uns, vorübergehend, besser fühlen. Und was ist die Lösung? Eine entspannte und stressfreie Lebensweise (siehe Kapitel 5).

10. Streben Sie nach Ausgewogenheit

> *Lebensmittel mit niedrigem Zuckergehalt zu essen heißt nicht, dass Sie sich die gelegentliche Lust auf ein Stück Kuchen oder einen Nachtisch wie Mousse au Chocolat oder Tiramisu versagen müssen.*

Zucker ist ein Lebensmittel und kein Gift, das man verteufeln muss. Er ist schädlich für unsere Gesundheit, wenn wir ihn in großen Mengen verzehren. Wir können und sollten ihn auch in kleinen Mengen genießen können.
Eine radikale oder fanatische Herangehensweise sollte vermieden werden, denn am Ende fallen wir damit immer herein.
Der Verzehr von großen Mengen Zucker jedoch, der oft auf unser Unwissen zurückzuführen ist, ist gefährlich. Denken wir an die Zeit, als Zucker noch ein Luxusartikel war, und fangen wir an, ihn wieder als solchen zu betrachten. Wir sollten auch vermeiden, uns selbst oder unseren Mitmenschen ein schlechtes Gewissen zu machen. Wenn man Zucker in vernünftigen Maßen zu sich nimmt, wird man nicht krank.

Bringen Sie neue Ordnung in Ihre Schränke!

Die große Jagd auf Zucker

Also los, gehen wir es an.
Erste Etappe: Werfen Sie einen Blick in Ihre Schränke, bevor Sie einkaufen gehen. Nehmen Sie sich ein wenig Zeit, um die Produkte mit hohem Zuckergehalt auszumachen, die Sie zurzeit im Hause haben: fertige Desserts, Kekse, Kuchen, Bonbons.
Was machen wir mit diesen Lebensmitteln? In den Müll werfen?
Wenn es sich um haltbare Lebensmittel handelt, können Sie sie in eine Abstellkammer oder in die Garage legen. Dann können sie zu bestimmten Anlässen gegessen werden. Achten Sie dabei auf die zehn goldenen Regeln.
Wenn es sich um frische Produkte handelt, entsorgen Sie sie nach 2 oder 3 Tagen, oder geben Sie sie Ihren Nachbarn, den Katzen in der Nachbarschaft oder Ihrem Partner (in dieser Reihenfolge).

Die drei Einkaufsregeln

Einige Regeln, bevor es losgeht:

- Gehen Sie nicht einkaufen, wenn Sie hungrig sind, denn Sie werden irgendetwas kaufen, vor allem Snacks, die reich an schnellem Zucker sind.
- Bleiben Sie cool. Solange Sie noch keine Etiketten entschlüsseln können, kaufen Sie besser nicht ein, wenn Sie in Eile sind.
- Vermeiden Sie in diesem Lernzeitraum, mit Kindern oder zu zweit einkaufen zu gehen. Wenn es ohne sie nicht geht, bitten Sie sie, die 15 %-Regel einzuhalten: Sie können egal was in den Einkaufswagen legen, solange der Gesamtzuckergehalt niedriger als 15 % ist. Glauben Sie mir, Sie werden es schwer haben, etwas mit einem niedrigen Zuckeranteil zu finden.

Fronarbeit oder Schnitzeljagd?

In einer idealen Welt würden wir 2 oder 3 Stunden pro Woche damit verbringen, auf dem Wochenmarkt Gemüse, Obst und andere frische Produkte zu kaufen, eine weitere Stunde in der besten Bäckerei der Stadt, um Brot aus Sauerteig zu kaufen, und noch 2 oder 3 Stunden, um erlesene Kunsthandwerksläden aufzusuchen.
Das moderne Leben ist nicht unbedingt mit dieser Art Zeitvertreib vereinbar. Die meisten von uns kaufen nach der Arbeit oder am Wochenende im Supermarkt an der Ecke ein, in der Hoffnung, nicht länger als 10 Minuten an der Kasse anstehen zu müssen.
Um Ihnen das Einkaufen zu erleichtern, empfehle ich Ihnen ein amüsantes Rollenspiel. Gehen Sie einkaufen, wie Ihre (Ur-)Großmutter es getan hätte.

- Versetzen Sie sich zurück in die Vergangenheit. Legen Sie sämtliche Produkte beiseite, deren Zutaten merkwürdige Namen und einen chemischen Klang haben oder auf -ose enden. Wenn Ihnen die Namen der Zutaten nicht geläufig sind, wären sie es Ihrer Großmutter auch nicht gewesen, und Ihrem Körper werden sie auch nichts sagen.
- Suchen Sie nach Produkten, die eine kurze Zutatenliste haben. Ein Produkt mit mehr als zehn Zutaten ist schon aufgrund seiner Komplexität verdächtig: Sie sind auf der Suche nach Lebensmitteln, nicht nach Medikamenten!
- Vermeiden Sie die Mittelgänge, wo vor allem Fertigprodukte stehen, die Ihre Großmutter nicht gekannt hätte, und konzentrieren Sie sich auf die Gänge am Rand, um die wichtigsten Produkte einzukaufen: Fleisch, Milchprodukte, Obst, Gemüse und Brot. Frischwarenmärkte sind gut geeignet, um Fleisch, Fisch, Gemüse, Obst und Milchprodukte zu kaufen, dort finden Sie nur wenige (oder überhaupt keine) Fertiggerichte.

Online einkaufen

**! Wenn Sie jetzt wissen, wie Sie einkaufen können, sind Lebensmittelbestellungen per Internet eine gute Option, denn dadurch wird der Besuch der »am Rand gelegenen Gänge« wesentlich erleichtert.
Bevor Sie im Internet einkaufen, gehen Sie ein paarmal in den Supermarkt, um die guten Produkte, die Sie kaufen wollen, auszuwählen.**

Ihre Schränke im neuen Look

- Was ist die gute Nachricht dabei ? Alle Produkte mit natürlich niedrigem Zuckergehalt, die Sie kaufen, können an ihrem Platz bleiben.

- **Frischwaren**

Lebensmittel wie Fleisch, Fisch, Geflügel, Käse, Eier, Milch, Crème fraîche und Quark bleiben an ihrem Platz. Das Gemüsefach und die Obstschale bleiben gut gefüllt.

- **Lebensmittel**

Gemüsekonserven (überprüfen Sie den Zuckergehalt), Bohnen aus der Dose oder getrocknet (ein ausgezeichneter Lieferant von Proteinen und Ballaststoffen), Dosenfisch (Sardinen, Thunfisch), Senf, Kräuter und Gewürze.

- **Öle**

Ich empfehle Kokosöl, Butter (in geringer Menge) oder Olivenöl zum Kochen und natives und kalt gepresstes Olivenöl für Salate.

- **Für mehr Geschmack**

Oliven, Harissa, Zitronat, Gewürze, frisch gehackte Kräuter, Senf, Zimt, Vanille.

- **Nehmen Sie statt der süßen die salzige Sojasoße.**

- Und was sollte ersetzt werden? Hier Ihr Einkaufszettel:

Vorher	Nachher	Meine Tricks
Früchtejoghurt und Nachtisch	Naturjoghurt	Aromatisieren Sie Ihren Vollmilch- oder Halbfett-Joghurt mit frischen oder getrockneten Fruchtstücken.
Obstkompott mit Zuckerzusatz	frisches Obst und Kompott ohne Zuckerzusatz	Fügen Sie nach Bedarf frische Fruchtstücke, frisches Kompott oder Nüsse hinzu.
Trinkjoghurt	Wasser und Milch	Süße Getränke auf Joghurtbasis haben einen guten Ruf, der jedoch täuscht. Aromatisieren Sie Ihr Wasser mit Minzblättern oder unbehandelten Zitrusfruchtschalen.
Milchbrot Schokocroissant Toastbrot Brioche Crêpes	Vollkornbrot Vollkornbrötchen Roggenbrot Sauerteigbrot	Vollkornprodukte liefern mehr Ballaststoffe und mehr Energie auf langsame und nachhaltige Weise.
Getränke mit Kohlensäure	Wasser	Ersetzen Sie süße Getränke nicht durch kalorienreduzierte oder »Light«-Getränke. Das befreit Sie nicht von Ihrer Abhängigkeit vom Zucker.
Obstsäfte	Wasser	Aromatisieren Sie Ihr Wasser mit Minze, Zitronensaft etc.
Süßwein Portwein süßer Apfelwein Cocktails Energydrinks	Wasser Bier trockener Wein trockener Sekt/ Champagner	Immer in Maßen. Trinken Sie Energydrinks nur nach einem Marathonlauf!

! Sie können diese Seite ausschneiden und an Ihren Kühlschrank hängen oder in Ihrem Portemonnaie aufbewahren, damit sie Sie auf Ihrem Weg durch den Supermarkt begleitet!

Vorher	Nachher	Meine Tricks
Fertigsoßen	Dosentomaten Tomatenpüree ohne Zuckerzusatz	Probieren Sie mein Ketchup-Rezept aus Kapitel 4. Selbst die scharfen Würzsoßen können viel Zucker enthalten. Schauen Sie immer auf das Etikett.
Weißmehl	Vollkornmehl	Probieren Sie auch Roggen- und Dinkelmehle.
Zucker	Brauner Zucker, Honig, Melasse, Stevia, Xylit	Zum Kochen nehmen Sie braunen Zucker, Honig und Melasse. Stevia und Xylit sind teurer und nicht überall erhältlich. Man findet jedoch eine Stevia-Rohrzuckermischung namens Pure Via.
Nudeln weißer Reis raffinierte Getreideprodukte	Nudeln aus Vollkornweizen Vollkorn-Couscous brauner Reis Quinoa	Probieren Sie Quinoa, der Samen wird schon seit langer Zeit verwendet und ist reich an Ballaststoffen und Proteinen, oder Dinkel. Reis können Sie in allen Farben essen, außer weiß.
Schokoladenpulver	Kakaopulver	Für etwas mehr Geschmack fügen Sie Zimt hinzu.
Fertige Müslimischungen	Müsli und Flocken aus unbearbeitetem Getreide	Improvisieren Sie mit selbst gemachtem Granola (z.B. Rezept auf S. 84)
Kekse mit Marmeladenfüllung	Kräcker aus Vollkorngetreide Nüsse Erdnussbutter	Siehe die Rezepte in Kapitel 4. Kinder vergöttern die exotische Erdnussbutter anstelle von Marmelade. Trotzdem Vorsicht: Es besteht ein Allergie- und Erstickungsrisiko. Nüsse sind günstiger, wenn sie lose oder auf dem Markt gekauft werden.
Schokolade Bonbons	dunkle Scholade mit 70 % Kakaoanteil oder mehr	Essen Sie 2 Rippen pro Tag! Sie haben Glück: Dunkle Schokolade ist intensiver im Geschmack, nicht so süß, und Sie essen weniger davon.

Sie werden sich zu den Ersparnissen, die Sie gemacht haben, beglückwünschen.

- Haben Sie noch Zweifel?

Griechischer Joghurt

Er enthält nicht nur bessere Fette und Proteine als ein klassischer Joghurt, gut ist auch, dass man ihn ohne weitere Zutaten einfach so essen kann – eine wirklich gute Wahl für den Nachtisch.

Erdnüsse, Samen und Nüsse

Aber Erdnüsse und Nüsse haben doch einen hohen Fettanteil, oder?

! Hier eine kurze Geschichte, die sich wirklich zugetragen hat. Einer meiner Klienten, der lange Zeit versucht hatte abzunehmen, bemühte sich verzweifelt, Fette zu vermeiden. Seine Diät war fettarm, reich an Zucker und schnellen Kohlenhydraten und bestand aus viel Joghurt und fettreduzierten Keksen.

- Frühstück: 3 Scheiben Toastbrot, 4 TL Marmelade (keine Butter)
- Mittag- und Abendessen: Reis- und Nudelprodukte (fettarm)
- kleiner Hunger: fettreduzierte Kekse

Wir haben zusammen ausgerechnet, dass sein Zuckerkonsum mindestens 10 TL pro Tag betrug. Selbstverständlich, denn all diese weißen Kohlenhydrate waren schnelle Zucker! Wir haben daraufhin den Zucker reduziert, das Weißbrot und die Marmelade durch griechischen Joghurt, Nüsse und Beeren ersetzt. Das Mittagessen wurde in eine große Portion Protein mit Gemüse umgewandelt, der Imbiss in eine Handvoll Mandeln und das Abendessen in eine Portion Getreideflocken aus Vollkorn mit wenig Proteinen und viel Gemüse.

Mein Klient hat in einem Monat und langfristig die 3 kg, die ihm zu schaffen machten, abgenommen.

Nüsse bekommen endlich die Aufmerksamkeit, die sie verdienen. Sie enthalten viele gute Fette und gehören zu den energetischsten Naturprodukten. Man sollte sie in kleinen Mengen essen, man fühlt sich aber auch sehr schnell gesättigt.

Sie sind ein sehr gutes Mittel, um Ihren Gerichten Nährstoffe, aber auch Geschmack und Struktur zu geben. Ein Tipp: Probieren Sie alle Nussarten. Studien belegen, dass Menschen, die verschiedene Arten essen,

Eine Portion Erdnüsse oder Nüsse: zwischen 10 und 20 g

- ihr Gewicht besser kontrollieren können
- weniger Herz-Kreislauf-Probleme haben.

Denken Sie daran, dass gerade Mandeln und Nüsse die meisten Omega-3-Fettsäuren haben.

Vollkornprodukte

Sie glauben, dass Sie diese Sachen in Ihrem Supermarkt nicht finden werden? Die meisten Bioläden haben eine Riesenauswahl an Vollkornprodukten und -mehl. Einige bieten sie auch lose an, was günstiger ist.

Eier

Eier haben einen schlechten Ruf. Ähnlich wie Krustentiere und Leber enthalten sie Cholesterin; man hat lange geglaubt, dass der Cholesterinspiegel durch den Verzehr von cholesterinhaltigen Lebensmitteln steigt. Mittlerweile wissen wir, dass das für die meisten von uns nicht zutrifft. Das, was den Cholesterinspiegel tatsächlich ansteigen lässt, sind gesättigte Fette und … Zucker!

! Der Insulinanstieg, der durch den übermäßigen Verzehr von Zucker ausgelöst wird, führt zur Produktion von Cholesterin durch die Leber. Wenn Sie Ihren Cholesterinspiegel senken wollen, nehmen Sie Ballaststoffe und gute Fette zu sich.

Kokoswasser

Kokoswasser ist heute supermodern, ein ausgezeichnetes Mittel, um seinem Körper nach einem anstrengenden Training Flüssigkeit zuzuführen. Kann man Kokoswasser wie Wasser trinken? Wohl nicht, denn einige Sorten enthalten eine gewisse Menge Zucker, und wenn Sie sich erinnern, zählt das wie Zuckerzusatz.

Ein an das moderne Leben angepasstes Programm

Kann man auf die Schnelle etwas essen und gleichzeitig eine Ernährungsweise mit niedrigem Zuckergehalt beibehalten? Ja, aber es wäre viel einfacher, wenn Sie diese Mahlzeiten im Voraus planen und zubereiten würden.

In Kapitel 4 finden Sie viele einfache und schnelle Rezepte, um dieses Ziel zu erreichen. Nachstehend einige Methoden, wie Sie Schnellgerichte aufpeppen können:

Vorher	Nachher
Ein Paket Fertignudeln, in der Mikrowelle zubereitet → 2 Min.	Vollkornnudeln, im Voraus gekocht + Tomatensoße mit niedrigem Zuckerzusatz, Kapern + eine Dose Thunfisch (Proteine) + ein grüner Salat (Ballaststoffe und Nährstoffe) → 5 Minuten
Eine Schale weißer Reis → 10 Minuten	Tüte Quinoa/Linsen aus der Mikrowelle + eine Handvoll gekochte Garnelen (Proteine) oder 1 hart gekochtes Ei (Proteine) + Tiefkühlerbsen und -spinat (Ballaststoffe und Nährstoffe) → 10 Minuten
Fertigpizza → 10-15 Minuten	Selbst gemachte Pizza oder getoastetes Schinken-Käse-Sandwich + grüner Salat → 10 Minuten
Schinken-Butter-Käse-Sandwich → 10 Minuten (in der Warteschlange …)	Ein selbst geschmiertes Butterbrot: eine große Scheibe Vollkornbrot + Schinken und Käse + gemischter Salat mit einer Handvoll Mandeln → 5 Minuten
Gebäck	Joghurt und Beeren
Fruchtsaft	Mineralwasser

Frisches Gemüse oder Gemüse aus der Tiefkühltruhe?

Tiefkühl-Gemüse ist genauso nährstoffreich wie frisches Gemüse. Wenn Sie also Platz in Ihrer Tiefkühltruhe haben, füllen Sie sie mit Spinat, Erbsen und Gemüsemischungen.
Dosengemüse enthält im Allgemeinen Salz, Zuckerzusatz, und durch die Verarbeitungsmethoden verlieren die Lebensmittel einen Teil ihrer Vitamine und Mineralien. Obwohl die Auswirkungen mitunter geringfügig sind (wie z.B. bei Dosenlinsen), empfiehlt es sich, frischem oder tiefgefrorenem Gemüse den Vorzug zu geben.

Kochen und Vorbereiten der Lebensmittel

Gut essen ist leichter, wenn wir ein wenig vorausgeplant haben. Das heißt aber nicht, dass wir für 30 Tage planen müssen. Es geht nur darum, eine ungefähre Vorstellung davon zu bekommen, wie Ihre Mahlzeiten in den nächsten 2 oder 3 Tagen aussehen sollen.
Das hilft Ihnen, Proteine, Ballaststoffe, gute Fette und viel Gemüse in Ihre Mahlzeiten einzubauen, und wird schnell zu einem Kinderspiel!

Fällt es Ihnen schwer, Ihren Kaffee ohne Zucker zu trinken? Verwenden Sie eine Zimtstange als Löffel und lassen Sie sie in Ihrem Kaffee. Das versüßt den Geschmack und verleiht ihm eine leichte Würze.

Über den Tag verteilt

Frühstück

- Vollkornmüsli
- Naturjoghurt oder Quark
- Eier oder Nüsse
- frisches Obst

Einfacher geht's nicht!
Im folgenden Kapitel finden Sie Rezepte mit Crêpes, Muffins oder Granola.

Mittagessen

In der Kantine werden Sie bestimmt keinen braunen Reis oder Quinoa finden. Aber der Mensch lebt von der Hoffnung. Essen Sie proteinhaltige Gerichte zusammen mit viel Gemüse und einem zusätzlichen Salat. Auch ein wenig Käse wäre gut (lassen Sie das Weißbrot weg), und als Dessert wählen Sie einen Joghurt oder Quark ohne Zucker. Wenn die Kantinenverpflegung nicht optimal ist, empfehle ich Ihnen, einen Salat oder eine Suppe mitzunehmen und die Pause mit einem Spaziergang an der frischen Luft zu verbinden. Sie werden Ihr Arbeitspensum am Nachmittag frisch angehen.
Die meisten Fertigsalate enthalten wenig Proteine und sind reich an raffinierten Kohlenhydraten (weißer Reis oder Nudeln). Das Mittagessen selbst zuzubereiten ist nicht teuer, und man kann das essen, was man mag. Unter meinen Rezepten für Suppen und Salate werden Sie sicherlich einige finden, die Ihnen schmecken.
Sie essen außer Haus? Dann halten Sie sich an die gleichen Regeln wie in der Kantine: Nehmen Sie Proteine zu sich, aber meiden Sie diejenigen, die zu sehr mit Soßen (gezuckert) verbunden sind. Ersetzen Sie Reis und Kartoffeln durch eine Beilage aus grünem Gemüse. Wählen Sie zum Nachtisch Käse oder Quark.

Abendessen

Mit dem Abendessen ist es manchmal nicht so einfach. Wenn Sie spät von der Arbeit nach Hause kommen und einen Riesenhunger haben, können Sie Ihr Abendessen schon am Vorabend zubereiten, damit Sie (gesund) in 5 Minuten essen können.
Sie könnten sich auch angewöhnen, aus Zeitersparnis statt einer zwei Mahlzeiten vorzubereiten, und einen Teil davon einfrieren.
Und was ist, wenn Sie müde nach Hause kommen und keine Energie mehr haben, etwas zu kochen? Wir schlagen vor, dass Sie sich erst mal 10 Minuten hinsetzen und eine Tasse Tee oder ein Glas Mineralwasser trinken und eine Handvoll Mandeln essen.
Wenn Sie sich ein wenig ausgeruht haben, sind Sie besser in der Lage, ein gesundes, ausgewogenes und entspanntes Essen zuzubereiten.
Kochen Sie ausgewogen mit Vollkorngetreide, einer Portion tierischem oder pflanzlichem Eiweiß und Gemüse.
Hier ein paar Vorschläge:
Gegrillter Lachs mit Linsen, Spinat und Vinaigrette auf Joghurtbasis mit Gurke
Regenbogen-Quinoa (S. 92)
Thunfischsalat (S. 87)

Wussten Sie, dass …

! … eine kleine Portion Kohlenhydrate am Abend aufgrund der Wirkung von Insulin schlaffördernd wirkt? (Serotoninspiegel sinkt.) Vielleicht haben Sie schon mal gehört, dass Sie abends keine Kohlenhydrate essen sollen, wenn Sie abnehmen wollen.

Das hängt von der **Größe der Portion** und der **Qualität der Kohlenhydrate** ab. Eine kleine Portion langsamer Kohlenhydrate in einer ausgewogenen Mahlzeit ist völlig in Ordnung. Eine Riesenportion Nudeln hingegen ist keine gute Idee. Egal, ob wir abnehmen wollen oder nicht, wir sollten es vermeiden, zwischen Abendessen und Frühstück etwas zu essen. In diesen 10 bis 12 Stunden können wir unsere Mahlzeit verdauen und die Fette angemessen verbrennen.

Die Motivation

Sie prokrastinieren?

Das ist natürlich ein Problem. Montag. Nächsten Montag. Nächsten Monat. Nächstes Jahr. Eine veränderte Ernährung erscheint Ihnen utopisch? Sie haben zu viel um die Ohren und wirklich keine Zeit für diesen Lebensstil? Sie werden es *später* tun?
Ein kleiner Tipp: Unser Leben wird immer rastlos sein, und es liegt allein an uns, uns ein wenig Zeit für die Gesundheit zu nehmen. Schließlich sind nur wir allein die Hüter unserer Gesundheit und der unserer Familie.
Niemand anders wird es für Sie tun. Verschieben Sie eine so wichtige Sache daher nicht auf morgen, und gehen Sie mit Ihrer Gesundheit genauso sorgfältig um wie mit Ihrer Ruhestandsplanung.
Eine veränderte Ernährungsweise führt dazu, dass Sie sich sofort besser fühlen, und in einigen Jahren spüren Sie den vielseitigen Nutzen.

Es ist zu schwierig?

Brauner Reis, Quinoa und all das andere Zeug … Sie haben den Überblick verloren. Und die wahre Bedeutung der Angaben auf den Lebensmitteletiketten bleibt Ihnen schleierhaft? Hören Sie auf, sich schuldig zu fühlen! Sie sind nicht allein mit dem Problem, denn viele aktuelle Etiketten sind uneindeutig. Sie wollen alles hinschmeißen? Ich rate Ihnen, schrittweise vorzugehen.
Nehmen Sie sich die Änderungen nicht alle auf einmal vor. Wenn Sie nur 25 % Ihrer derzeitigen Ernährungsgewohnheiten ändern, können Sie Ihren Zuckerverbrauch schon reduzieren. Denken Sie an den Hasen und die Schildkröte!

- Versuchen Sie, im Verlauf eines Monats eine einzige Mahlzeit am Tag zu ändern. Das Frühstück und die Zwischenmahlzeit enthalten – wenn Sie Kinder haben – in der Regel den größten Zuckeranteil. Bei den Rezepten finden Sie Tipps für Zwischenmahlzeiten und für die Umgestaltung Ihres Frühstücks. Lassen Sie bei diesen Mahlzeiten den Zucker weg.
- Danach gehen Sie zum Mittag- und Abendessen über.

Nachdem Sie die Sache durchdacht haben, wird Ihnen vielleicht klar, dass es ausreicht, Ihr Dessert durch einen Naturjoghurt zu ersetzen, damit eine Mahlzeit wieder im grünen Bereich liegt.

Es ist zu teuer?

Sie meinen, dass ein verminderter Zuckerverzehr nur möglich ist, wenn man einen Butler und einen eigenen Küchenchef hat? Werfen Sie einmal einen realistischen Blick auf Ihr Lebensmittelbudget.

- Wie viel Geld werden Sie sparen, wenn Sie keine Fruchtsäfte, Smoothies, Limonaden, Kuchen und Kekse mehr kaufen?
- Können Sie die Wege zum Getränke- und Süßwarenautomaten eventuell reduzieren oder ganz weglassen?
- Können Sie Ihr Mittagessen mit ins Büro nehmen?
- Wie viel können Sie sparen, wenn Sie sich Sonntagabend 15 Minuten Zeit nehmen, um einen Ernährungsplan bis Mittwoch aufzustellen?

Vollkornprodukte und Körner sind zwar teuer, aber Sie werden auf jeden Fall auf Ihre Kosten kommen, wenn Sie die Einsparungen berücksichtigen, die Sie durch all die Produkte machen, die Sie nicht mehr kaufen werden. Xylit und Stevia sind sicherlich teurer als Zucker, aber sie sind bei einer Ernährung mit niedrigem Zuckergehalt nicht notwendig. Sie sollten einfach weniger Zucker kaufen und essen.

Ohne Zucker macht es keinen Spaß?

Sie verabscheuen den Geschmack von Vollkorn, bei Quinoa könnten Sie sich übergeben, und Linsen finden Sie fade?
Wo ist Ihre Abenteuerlust geblieben? Wir haben Ihnen gezeigt, warum Sie Ihren Zuckerverbrauch einschränken sollten, und Ihnen Tipps gegeben, wie Sie es schaffen können. Diese Tipps sind dazu gedacht, dass Sie Ihre eigene Methode finden und beherzigen. Ich will Sie nicht quälen!
Gewürze und Kräuter verleihen den Gerichten Geschmack.
Wenn Sie den Geschmack von Vollkorngetreide und Körnern nicht mögen, mischen Sie kleinere Mengen raffiniertes Getreide oder Körner mit Gemüse und Proteinen.
Wenn Ihnen Naturjoghurt ohne Zucker nicht schmeckt, können Sie selbst etwas Zucker hinzufügen. Das ist immerhin noch besser, als gesüßten Joghurt zu kaufen, denn Sie können die Menge Zucker, die Sie hinzufügen, kontrollieren.
Fehlt Ihnen Ihr Stück Schokolade, das Sie nachmittags immer essen? Versuchen Sie, es jeden zweiten Tag durch Obst und Nüsse zu ersetzen.

Das Geheimnis besteht darin, die für Sie richtige Methode zu finden, um Ihren Zuckerkonsum zu reduzieren.

Salat »Viva Brasil«

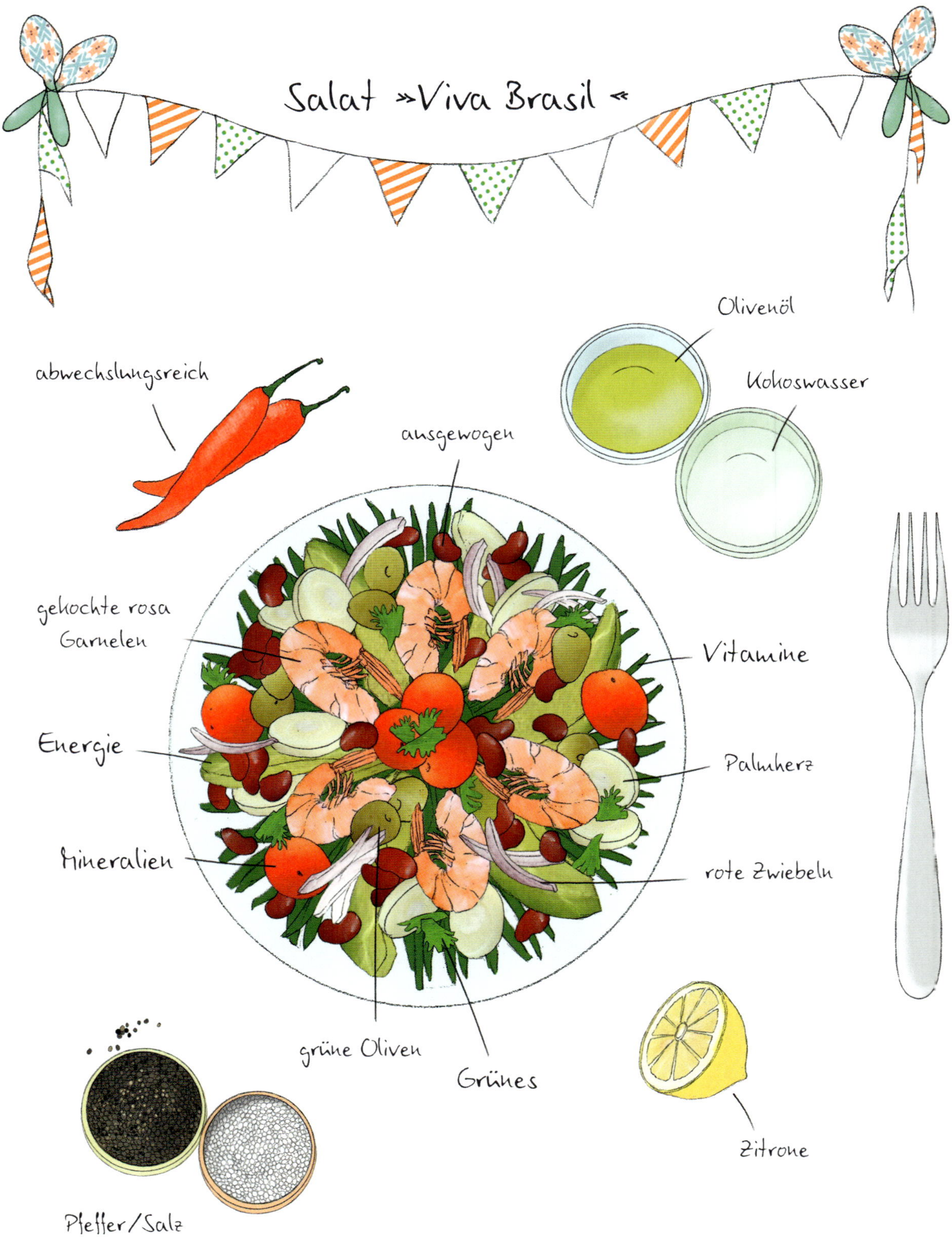

4 *FANTASTISCHE MENÜS UND REZEPTE*

Der große Moment ist da!
Wir haben 44 fantastische Rezepte für Sie zusammengestellt.

Sie orientieren sich an den folgenden Grundsätzen:

- Sie enthalten wenig Zucker und vor allem keinen Zuckerzusatz,
- sie liefern langsame Kohlenhydrate und sind reich an Ballaststoffen,
- und sie sind voller Vitamine und Mineralien, die fit halten.

Wir haben uns sogar Rezepte für Ketchup und Schokoladenkekse ausgedacht – und unser kritisches Vorkoster-Team war begeistert!
Und das Tüpfelchen auf dem i? Zwei Menüpläne, die Ihnen dabei helfen, einen Wochenrhythmus mit zuckerarmer Ernährung zu finden.

Kurze Erinnerung

Die Grundlagen einer gesunden Ernährung

- *abwechslungsreich*
- *grün*
- *ausgewogen*
- *vitalisierend*
- *ausreichend*
- *macht gute Laune*

Detox: kein Zucker

Sind Sie bereit, sich der Herausforderung zu stellen? Hier ist unser Menüplan für eine Woche, in der Sie den Geschmack von Zucker vergessen, ohne sich zu quälen.
Zuckerzusatz wurde so weit wie möglich weggelassen, kleinere Mengen an natürlichem Zucker wurden beibehalten, sodass der Geschmack nicht in Mitleidenschaft gezogen wird.
An wen richtet sich dieser Menüplan? An all jene, die ihre Beziehung zum Zucker »herunterfahren« wollen (ähnlich einem Computerneustart!).
Der Plan richtet sich nur an Erwachsene, er ist für Kinder oder Schwangere nicht geeignet.
Was die Kalorienmenge betrifft, gehen wir von 1200 Kalorien pro Tag aus. Wenn Sie sich an ihn halten, werden Sie abnehmen.
Wenn Sie nicht abnehmen wollen oder wenn Sie Hunger verspüren, haben wir eine Liste von Zutaten aufgestellt, die den Menüs hinzugefügt werden können. Ansonsten können Sie auch einfach die Größe der Portionen erhöhen.
Wir schlagen Ihnen auch Mittagsgerichte vor, die Sie ins Büro mitnehmen können, um dem Zucker in der Kantine oder im Restaurant aus dem Weg zu gehen. Der Plan ist sehr flexibel, zögern Sie also nicht, die Rezepte weiterzuentwickeln, um sie Ihrem Geschmack anzupassen, sobald Sie die Grundregeln verinnerlicht haben.

Lust auf Zucker?

- eine Schale Beeren
- 2 Rippen Schokolade (70 % Kakaoanteil)
- Schnuppern Sie eine Minute lang an einem Fläschchen mit Vanilleessenz. Kein Witz! Einigen Menschen vergeht dadurch die Lust auf Zucker.

Noch Hunger?

20 g Nüsse
30 g Käse
125 g Joghurt
Rohkost

Zielsetzung: weniger als 1 g Zuckerzusatz pro Tag, damit Sie sich von Ihrem Bedürfnis nach Zucker lösen!

Wählen Sie saisonales Gemüse, und denken Sie daran, dass viele Salate leicht erhitzt werden können, wenn Sie in den Wintermonaten eine warme Mahlzeit brauchen. Wir haben versucht, die Vorbereitungs- und Kochzeit zu reduzieren, aber Sie können auch Zeit gewinnen, indem Sie größere Mengen und für mehrere Mahlzeiten kochen.
Und wie sieht es mit den Getränken aus? Natürlich können Sie Kaffee oder Tee trinken, aber ohne Zucker (und gewiss nicht mit süßem Sirup aromatisiert).
Sie können auch versuchen, eine Woche ohne Alkohol auszukommen, aber nun gut, wenn das zu schwierig für Sie ist, können Sie am Wochenende 2 oder 3 Gläser Wein oder Bier trinken. Am besten und preiswertesten ist allerdings immer noch Wasser.
Es versteht sich von selbst, dass Sie, bevor Sie anfangen, gesund sein sollten. Wenn Sie Gesundheitsprobleme haben, holen Sie sich vorher die Meinung Ihres Arztes ein.

Sie haben Hunger?
Manchmal verwechselt unser Gehirn Hunger und Durst. Trinken Sie ein Glas Wasser, und warten Sie eine Viertelstunde, um herauszufinden, ob Sie wirklich Lust auf Essen haben.

Die kleinen Extras:
Zögern Sie nicht, Ihrer Mahlzeit nach Belieben Gemüse und Vollkornbrot hinzuzufügen.

	Montag	Dienstag	Mittwoch
Frühstück	• grüner Smoothie	• 1 Scheibe Sauerteig-Brot • 30 g Ziegenkäse • 20 g Zimtnüsse	• grüner Smoothie
Mittagessen	• Thunfischsalat • Naturjoghurt	• Blumenkohl-Taboulé • Quark • 100 g Blaubeeren	• »Kleine Erbsensuppe« • Omega-3-Dip
Abendessen	• Huhn mit Harissa und gebackenem Gemüse • 30 g Mandeln	• Reichhaltige Suppe	• Regenbogen-Quinoa • grüne Bohnen
Gesamte Kalorien	1222	1050	1225
Gesamtzucker-menge	22 g	22,5 g	24,5 g
Gesamtzucker-zusatz	0 g	1 g	0 g

Donnerstag	Freitag	Samstag	Sonntag
• 1 Scheibe Sauerteig-Brot • 30 g Ziegenkäse • 20 g Zimtnüsse	• grüner Smoothie	• 1 Scheibe Sauerteig-Brot • 2 Eier • 5 g Butter	• gesalzene Quark-Pfannkuchen
• Thunfischsalat	• »Superhelden«-Salat • 2 TL Hummus • 1 Naturjoghurt	• »Die Königin der Nudelsalate«	• Ente im Wok • 100 g Nudeln aus Soja oder Vollkorn-Reis • 1 griechischer Joghurt • 20 g Zimtnüsse
• Leichte Paprikavorspeise • 1 Fischfilet, weiß, gegrillt • Avocadosoße	• Steak mit Kräutersalat • 30 g Mandeln	• Fisch auf mediterrane Art • Spinat	• grüne Pizza • grüner Salat
1150	1158	1010	1275
22 g	20,5 g	21,5 g	18 g
0 g	0 g	1 g	1 g

Stabilisierung: niedriger Zuckergehalt

Ihr Ziel: weniger als 25 g Zuckerzusatz, und das mit einem Lächeln. Dieses Ziel ist wirklich in unmittelbarer Reichweite.

Vermeiden Sie:

- süße Getränke
- Zucker in Kaffee oder Tee
- süßes Frühstück mit Fruchtsaft, Fertigmüsli und Aufstrichen aus dem Handel
- Süßigkeiten, Bonbons
- industriell hergestellte Produkte, die nicht dem Grundsatz von maximal 15 % Zucker entsprechen

Gute Portionen

! Achten Sie auf die Größe der Portionen. Eine Portion Proteine wiegt ca. 100-150 g. Eine Portion stärkehaltige, gekochte Linsen wiegt 100 g. Zögern Sie nicht, reichlich Gemüse auf Ihren Teller zu legen, dafür gibt es keine Höchstgrenze.

Profi-Tipps

! Unserer Meinung nach ist es einfacher, während der Woche vernünftig zu sein und am Wochenende etwas »relaxter«. Nicht im Sinne einer Diät, sondern einer guten Lebensweise.

Sich einschränken

- süße Desserts: höchstens 1 oder 2 Mal pro Woche
- Alkohol: 4 bis 6 Gläser pro Woche
- 25 g dunkle Schokolade: 1 oder 2 Mal pro Woche

Wählen Sie zum Mittagessen Gerichte, die »schnellen« Zucker begrenzen, entweder durch Hinzufügen einer zweiten Gemüsesorte oder durch Reduzieren der Menge. Für eine Person weiblichen Geschlechts ergeben sich somit folgende Werte:

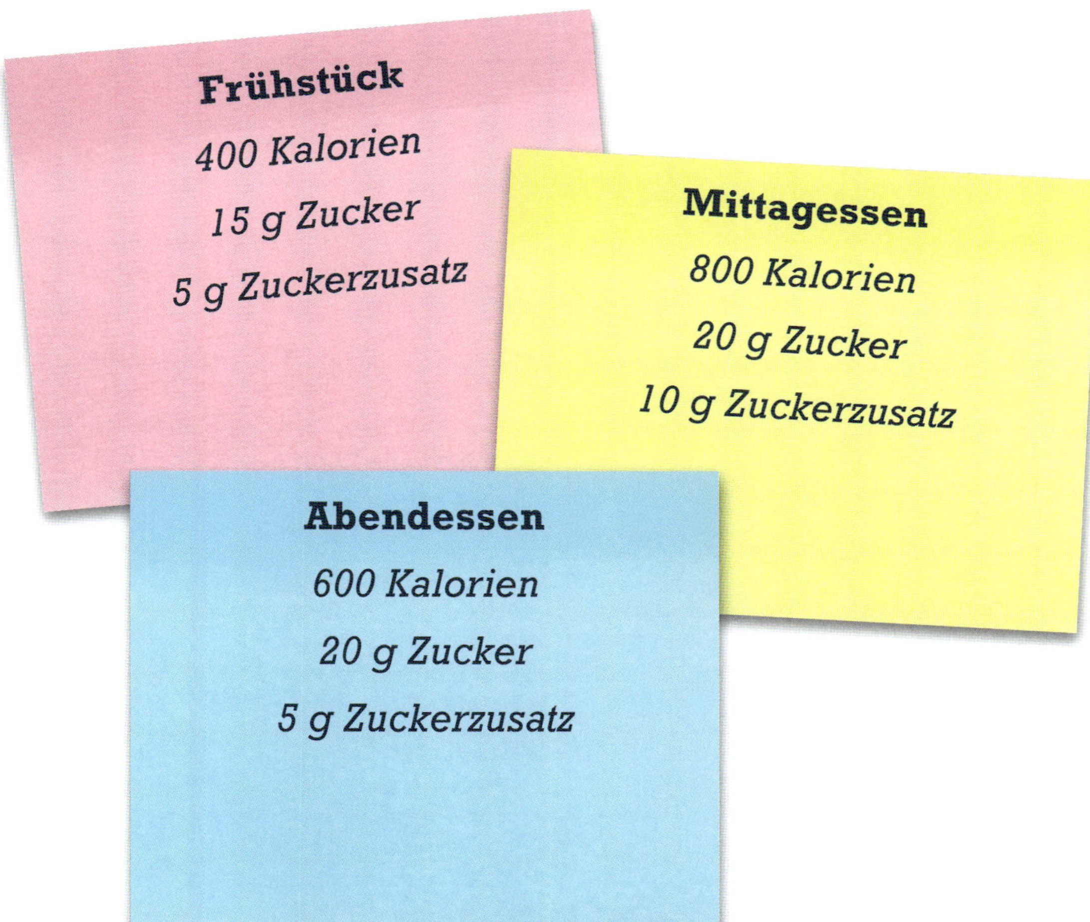
Frühstück
400 Kalorien
15 g Zucker
5 g Zuckerzusatz
Mittagessen
800 Kalorien
20 g Zucker
10 g Zuckerzusatz
Abendessen
600 Kalorien
20 g Zucker
5 g Zuckerzusatz

	Montag	Dienstag	Mittwoch
Frühstück	• Granola • Quark • rote Früchte	• 1 Scheibe Sauerteig- oder Vollkornbrot • Fruchtaufstrich oder Mandelbutter • 1 Naturjoghurt	• violetter Smoothie • 1 Scheibe Vollkornbrot • 20 g Käse
Mittagessen	**Kantine** • Gurkensalat • 1 Hacksteak • grüne Bohnen • 1 Teller frische Ananas	**Vom Asiaten** • Krautsalat • 2 Garnelenravioli • 2 Hähnchenspieße • gemischtes Gemüse	**Restaurant** • Suppe • Barschfilet • Ratatouille oder Spinat • 30 g Käse • grüner Salat
Abendessen	• Omelette mit Käse und Tomaten • Salat mit feinen Kräutern • 1 Scheibe Vollkornbrot (optional)	• Reichhaltige Suppe • 20 g Zimtnüsse • 1 Stück Obst	• Regenbogen-Quinoa • 1 Stück Obst
Gesamte Kalorien	1725	1605	1660
Gesamtzuckermenge	45 g	47,5 g	64 g
Gesamtzuckerzusatz	15 g	12 g	10 g

Donnerstag	Freitag	Samstag	Sonntag
• 1 Scheibe Sauerteig- oder Vollkornbrot • Fruchtaufstrich oder Mandelbutter • 1 Naturjoghurt • 1 Stück Obst	• Granola • Quark • rote Früchte	• 2 Granatäpfel	• violetter Smoothie
Kantine • Salat mit hart gekochten Eiern • gegrillte Schweine-lende • gemischtes Gemüse • Erbsen • Fruchtsalat	**Vom Japaner** • Misosuppe • große Schale Krautsalat • Sashimis • 6 Sushis	• Thunfischsalat • 1 Joghurt	• Omega-3-Dip • Rohkost • Lachs mit Linsen • Spinat • »Healthy Crumble« • 1 bis 2 Gläser Wein
• Thai-Muscheln • gemischter Salat	• Burger (ohne Brötchen) • hausgemachter Ketchup • Ofenpommes • grüner Salat • Mousse au Chocolat • 1 bis 2 Gläser Wein oder Bier	• 30 g Hummus • Rohkost • 1 Handvoll Chips • Zitronenlamm mit Tahini • Couscous • Tomatensalat mit Feta • tropischer Frucht-salat • 1 bis 2 Gläser Wein oder Bier	• Kleine Erbsensuppe • 30 g Käse • grüner Salat
1605	2043	1995	1695
40 g	56 g	59 g	57 g
12 g	21 g	10 g	11 g

Kuchen

Die meisten Kuchen und Backwaren enthalten mindestens 20 g Zuckerzusatz pro Portion. Unsere Gerichte hingegen enthalten nur sehr wenig Zucker. Im Hinblick auf die Zubereitung von Kuchen und Desserts haben Sie die folgenden Optionen:

Hin und wieder können Sie ein klassisches Dessert zubereiten, ohne die Zuckermenge zu reduzieren, und es so richtig genießen.

Man kann im Allgemeinen den Zuckeranteil in den Rezepten problemlos um 50 % reduzieren (außer bei Baisers und Feingebäck). Frisches Obst (oder Gemüse) kann Zucker und gewisse Fette ersetzen.

Ersetzen Sie einen Teil oder den Gesamtanteil von Zucker durch Stevia oder Xylit. Aber Vorsicht diese Süßstoffe erhalten die »Zuckergier« am Leben. Sie müssen bei der Zubereitung mehr Flüssigkeit hinzugeben, denn die Süßstoffe absorbieren mehr Wasser als Zucker.

Die Rezepte

All unsere fantastischen Rezepte haben weniger Zucker, sind reich an Ballaststoffen, und vor allem schmecken sie gut. Bei der Vorbereitung haben wir Familienmitglieder und Freunde hinzugezogen, die sie objektiv getestet haben.
Kursiv sind die Zutaten angegeben, die Zuckerzusatz enthalten oder enthalten können.
Bei jedem Rezept ist die Kalorienmenge, der Gesamtanteil von Zucker und Zuckerzusatz **pro Portion** angegeben.

Frühstück und Zwischenmahlzeiten

Joghurtkuchen

Wenn Sie kein Xylit finden, können Sie auch braunen Zucker verwenden (3/4 Becher oder 80 g) und den Honig weglassen. Der Kuchen enthält also mehr Zucker, aber immer noch wesentlich weniger als ein klassischer Kuchen (Kalorien: 260 pro Portion, Gesamtzuckeranteil: 11 g, davon 10 g Zuckerzusatz).

- **Vorbereitung:** 15 Minuten
- **Backzeit:** 30 Minuten
- **Kalorien:** 250
- **Zucker:** 3 g
- **davon Zuckerzusatz:** 2,5 g

Zutaten für 8 Personen

- ½ Päckchen Hefe
- 1 Becher Naturjoghurt
- ½ Becher zerlassene Butter
- 1 Becher Xylit
- 2 TL Honig
- 3 Becher Vollkornweizenmehl
- 2 Eier
- 1 TL Zimt

Die Zutaten werden in der angegebenen Reihenfolge miteinander vermischt.

Geben Sie den Teig in eine gefettete Kuchenform (24-25 cm).

In einem vorgeheizten Backofen bei 180 °C ca. 30 Minuten backen.

Wenn Sie eine Messerspitze in den Kuchen stechen und sie beim Herausziehen trocken ist, ist der Kuchen fertig.

Gesunde Muffins

Spielen Sie mit dem Geschmack! Sie können den Zucker durch Xylit ersetzen, dann haben Sie 0 % Zuckerzusatz. Geben Sie 1 EL Milch hinzu. Ich mag die Muffins mit einem kleinen bisschen »echten Zucker« für die Struktur.

- **Vorbereitung:** 10 Minuten
- **Backzeit:** 25 Minuten
- **Kalorien:** 190
- **Zucker:** 11 g
- **davon Zuckerersatz:** 4 g

Zutaten für 12 Muffins

- 200 g Mehl (vorzugsweise Vollkorn)
- 50 g zarte Haferflocken
- 2 TL Backpulver
- *50 g brauner Zucker*
- 2 verquirlte Eier
- 100 g geschmolzene Butter
- 125 ml Naturjoghurt
- 125 ml Kompott
- 1 zerdrückte Banane
- Tiefkühlbeeren, geriebener Apfel
- Trockenobst, Nüsse, Körner, Mohn, etc.

Den Backofen auf 180 °C vorheizen und die Silikon-Muffinform bereitstellen.

Alle trockenen Zutaten (Mehl, Haferflocken, Zucker und Backpulver) vermischen, dann die feuchten Zutaten und nach Belieben die Extrazutaten hinzugeben. Unsere Favoriten sind Blaubeeren und Himbeeren. Alles nur leicht vermischen, damit die Muffins nicht zu fest werden.

Die Backzeit beträgt 20 bis 25 Minuten.

Müsliriegel mit roten Früchten

Auch gut als Nachtisch. Sie können auch Erdnussbutter verwenden, aber ohne Zuckerzusatz!

- **Vorbereitung:** 15 Minuten
- **Backzeit:** 40 Minuten
- **Kalorien:** 200
- **Zucker:** 12 g
- **davon Zuckerzusatz:** 4 g

Zutaten für 16 Riegel

- 300 g zarte Haferflocken
- 50 g gemahlene Mandeln
- 50 g Sonnenblumenkerne
- 100 g Butter
- *75 g Honig*
- 50 g Mandelbutter
- 2 zerdrückte Bananen
- 250 g Himbeeren

Den Backofen auf 180 °C vorheizen und quadratische Kuchenformen (20 x 25 cm) bereitstellen.

In einem großen Topf die Butter, den Honig und die Mandelbutter schmelzen und 5 bis 10 Minuten bei niedriger Temperatur köcheln lassen. Wenn die Mischung geschmolzen ist, die Haferflocken, die gemahlenen Mandeln und die Sonnenblumenkerne hinzugeben.

Himbeeren und Bananen in einer Schüssel vermischen.

Die Hälfte der Getreidemischung in die Kuchenform geben und glatt streichen (ich benutze dazu einen Stößel). Die Fruchtmischung darüber verteilen.

Mit dem Rest der Getreidemischung die Früchte vollständig bedecken.

Die Backzeit beträgt 35 bis 40 Minuten.

Schokoladencreme

Ein wahrer Nussgeschmack ohne den zu süßen Geschmack der *handelsüblichen Schokoladencreme. Man kann die Creme auch für Kuchen verwenden, und wenn man Lust auf einen Snack hat, ist 1 TL auf einem Stück Apfel eine gesunde Sache. Sie brauchen einen guten Mixer, um die Nüsse zu zerkleinern. 1 Portion = 15 g. Denken Sie daran, dass 15 g der Schokoladencreme aus dem Handel 8,5 g Zucker enthalten.*

- **Vorbereitung:** 15 Minuten
- **Kalorien:** 60 (15 g)
- **Zucker:** 4 g
- **davon Zuckerzusatz:** 1,5 g

Zutaten für ein Glas (500 ml)

- 400 g Haselnüsse
- 4 entsteinte Datteln
- 30 g Kakaopulver
- *45 g brauner Zucker*
- 1 TL Vanilleextrakt
- 50 bis 100 ml Milch auf Pflanzenbasis (ich empfehle Mandelmilch)
- 2 TL Kokosöl (oder Olivenöl)

Den Backofen auf 250 °C vorheizen, die Nüsse auf ein Backblech legen und 5 bis 10 Minuten backen. Vorsicht: Die Nüsse können schnell anbrennen!

Die Nüsse 1 Minute lang mit einem Mixer zu feinem Puder zerkleinern. Danach zunächst 50 ml Milch dazugeben und noch einmal 1 Minute mixen. Probieren Sie die Mischung (aber Vorsicht, nur ein bisschen!). Die weiteren Zutaten dazugeben, und weitere Milch, je nach der Konsistenz, die Sie haben möchten.

Die Mischung in ein Glas oder einen Behälter mit Deckel geben und kalt stellen. Die Creme hält sich 2 bis 3 Wochen im Kühlschrank.

Exotische Cookies

Wenn man pürierte Früchte nimmt, braucht man nicht so viel Butter. Alle unsere Tester lieben sie! Sie können auch 80 g braunen Zucker verwenden (Kalorien pro Portion: 160, gesamter Zuckeranteil: 8 g, davon 6 g Zuckerzusatz).
Denken Sie daran, dass bei gekauften Plätzchen 1 Plätzchen 18 g Zuckerzusatz beinhaltet.

- **Vorbereitung:** 15 Minuten
- **Backzeit:** 15-20 Minuten
- **Kalorien:** 155
- **Zucker:** 3,5 g
- **davon Zuckerzusatz:** 1,5 g

Zutaten für 18 Cookies

- 2 reife Birnen
- 200 g Vollkornmehl
- 50 g Haferflocken
- 30 g Kokosraspeln
- 30 g Kakaopulver
- 5 g Hefe
- 80 g Butter
- 100 g Schokolade (70 % Kakaoanteil)
- *80 g Xylit oder Stevia*
- 1 verquirltes Ei
- ½ cm frischer Ingwer

Den Backofen auf 180 °C vorheizen.
Zwei Backbleche mit Backpapier auslegen.
Die Butter weich werden lassen.

Die Birnen vierteln und das Gehäuse entfernen. Die Schale sollte wegen der Ballaststoffe nicht entfernt werden. Den Ingwer schälen (man kann die Schale für einen Aufguss benutzen). Die Birnen und den Ingwer mit einem Mixer zu Brei pürieren.

In einer Salatschüssel die restlichen Zutaten zu dem Fruchtbrei hinzugeben und leicht miteinander vermischen. Je 2 EL Cookie-Teig (die Mischung ist ziemlich weich) auf das Backblech legen. Ein wenig Abstand zwischen den Cookies lassen, denn sie quellen beim Backen noch auf.

Die Backzeit beträgt 15 bis 20 Minuten. Die Cookies sind danach immer noch weich, daher sollten sie auf dem Backblech noch 5 bis 10 Minuten auskühlen.

In einer Keksdose können die Cookies, die nicht sofort vernascht werden (was fast unwahrscheinlich ist!), noch 2 bis 3 Tage aufbewahrt werden.

Grüner Smoothie

Der Smoothie schmeckt wie »flüssiger« Salat. Das kommt Ihnen komisch vor? Seien Sie abenteuerlustig, und legen Sie los!

- **Vorbereitung:** 10 Minuten
- **Kalorien:** 255
- **Zucker:** 5 g
- **davon Zuckerzusatz:** 0 g

Zutaten für ein großes Glas

- 50 g junger Spinat
- 100 ml griechischer Joghurt
- 30 g Gurke
- 2 Minzblätter
- ½ Avocado
- ½ frisch gepresste Limone
- 1 TL Mandelpüree
- 1 Prise Zimt
- Eiswürfel
- Salz und Pfeffer

Alle Zutaten in einem Mixer mixen und genießen!

Quark-Pfannkuchen

Sie eignen sich hervorragend für einen *Familienbrunch am Wochenende. Für die salzige Variante: Früchte durch 50 g Spinat und 25 g geriebenen Parmesan ersetzen und gut mit dem Teig vermischen (Kalorien für 2 Pfannkuchen: 230, Gesamtmenge Zucker: 0,8 g).*

- **Vorbereitung:** 5 Minuten
- **Backzeit:** 5 bis 6 Minuten
- **Kalorien:** 240
- **Zucker:** 3,5 g
- **davon Zuckerzusatz:** 0 g

Zutaten für 8 Pfannkuchen
- 50 g Vollkornmehl
- 50 g Haferflocken
- ca. 90 g Quark
- 2 Eier
- 50 ml Milch (pflanzlich oder tierisch)
- ½ TL Zimt
- 1 TL Hefe
- 50 g Himbeeren (frisch oder tiefgefroren)
- 1 reife, zerdrückte Banane
- Butter zum Backen

Die Haferflocken mit dem Mixer zerkleinern, um eine »mehlige« Struktur zu bekommen.

Alle Zutaten miteinander vermischen, mit Ausnahme der Himbeeren. Die Himbeeren vorsichtig auf dem Teig verteilen und ein wenig herunterdrücken. Wenn man zu sehr drückt, färbt sich der Teig rosa!

Eine antihaftbeschichtete Pfanne mit etwas Butter einfetten und auf großer Flamme erhitzen. Wenn sie heiß ist, einen großen Löffel Teig in die Pfanne geben und 2 bis 3 Minuten auf jeder Seite backen.

Die Pfannkuchen können pur oder mit Zimtnüssen oder Fruchtpaste serviert werden.

Zimtnüsse

Ein süßer Geschmack – ohne Zuckerzusatz! Sie schmecken super mit Naturjoghurt zum Frühstück. 1 Portion = 20 g

- **Vorbereitung:** 10 Minuten
- **Backzeit:** 5 Minuten
- **Kalorien:** 115
- **Zucker:** 0,4 g
- **davon Zuckerzusatz:** 0 g

Zutaten für 200 g
- 200 g gemischte Nüsse
- 1 TL Olivenöl oder Kokosöl
- 1 TL Zimt (gemahlen)
- 1 Prise Salz

Den Ofen auf 200 °C vorheizen. Die Nüsse mit Öl, Zimt und Salz vermischen und auf ein Backblech legen. 5 bis 10 Minuten backen. Vorsicht, dass sie nicht anbrennen!

Sie können die Nüsse ganz lassen oder ein wenig mit dem Mixer zerkleinern.

Fruchtaufstrich

Ist wie Marmelade, aber ohne jeglichen Zuckerzusatz. In griechischen Joghurt gerührt schmeckt er auch als Nachtisch köstlich. Sämtliche Obstsorten sind geeignet. Ein guter Verwendungszweck für überreife Früchte. 1 Portion = 30 g

- **Vorbereitung:** 10 Minuten
- **Backzeit:** 5 Minuten
- **Kalorien:** 13
- **Zucker:** 1,5 g
- **davon Zuckerzusatz:** 0 g

Zutaten für ein Glas

- 250 g Früchte (ich empfehle Erdbeeren und Aprikosen)
- 15 g Pfeilwurzmehl
- 30 ml Wasser

Die Früchte 5 bis 10 Minuten in einem Topf erhitzen und etwas Wasser hinzufügen. Falls nötig, die Früchte zerstampfen, um einen Brei mit Stückchen zu erhalten.

Das Pfeilwurzmehl mit 30 ml Wasser verrühren, zum Früchtebrei geben und zum Sieden bringen. Den Brei auf niedriger Stufe so lange umrühren, bis die Mischung dickflüssig ist (ca. 5 Minuten).

Sportlerkugeln

Gut als Zwischenmahlzeit oder nach dem Sport! Ich mag sie auch zum Espresso, nach dem Mittagessen, am Wochenende … Wie Sie bereits wissen, enthalten die Trockenfrüchte viel Zucker, aber auch zahlreiche Ballaststoffe. Wenn Sie keine schon gerösteten Cashewnüsse finden können, können Sie sie auch selber rösten. Dieser Schritt ist nicht unbedingt erforderlich, verleiht dem Ganzen aber einen besseren Geschmack.

- **Vorbereitung:** 10 Minuten
- **Kalorien:** 170
- **Zucker:** 6,5 g
- **davon Zuckerzusatz:** 0 g

Zutaten für 12 Stück

- 200 g Cashewnüsse (idealerweise geröstet und ohne Salz)
- 250 g getrocknete, aber weiche Aprikosen
- 2 TL Mandelbutter
- ½ TL gemahlener Zimt
- 1 Prise gemahlener Ingwer
- 30 bis 50 g Kokosraspel

Die Cashewnüsse so lange mixen, bis ein grobkörniges Pulver entsteht. Die anderen Zutaten mit Ausnahme der Kokosraspel hinzufügen und miteinander vermischen, bis ein geschmeidiger Teig entsteht.

Die Kokosraspel in eine große Schüssel geben. Aus dem Teig 12 kleine Kugeln formen und diese in den Kokosraspeln hin und her rollen.

Die Kugeln in den Kühlschrank stellen. Gekühlt halten sie mindestens eine Woche lang, aber in der Regel werden sie sehr schnell aufgegessen!

Violetter Smoothie

Hmmm, dieser Smoothie schmeckt süüüüß! Die Datteln sind stark gezuckert. Eine Dattel enthält 16 g Zucker – natürlicher Zucker und kein Zuckerzusatz. Dennoch bitte in Maßen genießen …

- **Vorbereitung:** 10 Minuten
- **Kalorien:** 200
- **Zucker:** 20 g
- **davon Zuckerzusatz:** 0 g

Zutaten für ein großes Glas

- 25 g Spinat
- 150 ml Mandelmilch
- 50 g rote, tiefgefrorene Früchte
- 1 Medjouldattel
- 1 TL Mandelpüree
- 2 Prisen Zimt

Alles zusammen mixen und genüsslich trinken!

Granola »Bye-bye Sugar«

Ich liebe Granola, aber die meisten handelsüblichen Produkte haben einen zu hohen Zuckeranteil. Dieses Rezept hat einen niedrigen Zuckergehalt, ist reich an Proteinen und hat einen Supergeschmack. Es ist ideal als Frühstück oder als Crumble. Wenn Sie den Zuckergehalt noch reduzieren möchten, lassen Sie die Cranberrys weg.
Warum mögen wir Zimt so sehr? Er verleiht den Speisen einen süßen Geschmack, ohne dass man Zucker hinzufügen muss. Medizinische Studien belegen, dass sich Zimt positiv auf den Zuckerspiegel im Blut auswirkt, weil er dazu beiträgt, die Insulinsensitivität zu verbessern.

- **Vorbereitung:** 10 Minuten
- **Backzeit:** 40 Minuten
- **Kalorien:** 260
- **Zucker:** 11 g (3 g ohne Cranberries)
- **davon Zuckerzusatz:** 3 g

Zutaten für 12 Portionen

- *300 ml Granatapfelsaft* (oder ein anderer Fruchtsaft)
- 200 g Haferflocken
- 150 g Buchweizenflocken (oder andere Flocken)
- 100 g ungesalzene gemischte Nüsse
- 125 g gemischte Kerne (Sonnenblumen, Kürbis, Sesamkerne etc.)
- 25 g zerlassenes Kokosöl
- 1 TL Zimt
- 125 g getrocknete Cranberrys ohne Zuckerzusatz

Den Fruchtsaft in einem Topf aufkochen lassen, bis nur noch die Hälfte, ca. 150 ml, übrig ist. Nach ca. 10 Minuten hat er eine sirupartige Konsistenz angenommen. Leicht abkühlen lassen.

Die restlichen Zutaten mit Ausnahme der getrockneten Cranberrys in eine große Schüssel geben. Den Sirup daraufgießen und alles so vermischen, dass alle Zutaten vom Sirup bedeckt sind. Die Mischung auf ein Kuchenblech oder in eine große Schüssel geben und bei 170 °C 20 bis 30 Minuten lang backen.

Während des Backvorgangs die Mischung alle 10 Minuten umrühren. Zum Schluss die Cranberrys hinzufügen. Abkühlen lassen und in einem luftdichten Behälter aufbewahren.

Hummus

Ein Dip, den man auch als Basis für andere Speisen verwenden kann, z.B. für Sandwiches oder Salate. In großen Mengen vorbereiten. Im Kühlschrank hält er sich 3 bis 4 Tage.

- **Vorbereitung:** 10 Minuten
- **Kalorien:** 165
- **Zucker:** 1,5 g
- **davon Zuckerzusatz:** 0 g

Zutaten für 4 Personen
- 425 g Kichererbsen aus der Dose
- ¼ einer kleinen Salzzitrone
- 4 bis 5 EL Olivenöl
- 2 EL Tahini
- 2 EL griechischer Joghurt
- 1 oder 2 Zitronen
- 2 Knoblauchzehen
- 1/2 TL gemahlener Kreuzkümmel
- 2 Stängel Koriander
- Salz und Pfeffer

Den Knoblauch zerdrücken. Das Fruchtfleisch der Salzzitrone herauslösen. Die Kichererbsen abtropfen lassen und abspülen. Die Zitronen auspressen. Alle Zutaten im Mixer zu einem weichen Brei vermischen. Je nach Geschmack mehr Zitrone oder Öl hinzufügen. Zu Rohkost oder Pitabrotstreifen (idealerweise aus Vollkorn) servieren.

Leichte Paprikavorspeise

Ein super Rezept als Vorspeise bei einem Abendessen, da die Paprika schon im Voraus zubereitet werden können. Sie können warm oder kalt serviert werden. Kurz gesagt: Sie schmecken immer gut! ½ Paprika = 1 Portion.

- **Vorbereitung:** 10 Minuten
- **Backzeit:** 1 Stunde 20 Minuten
- **Kalorien:** 80
- **Zucker:** 5 g
- **davon Zuckerzusatz:** 0 g

Zutaten für 2 bis 4 Personen
- 2 große rote Paprikaschoten
- ½ Schachtel Kirschtomaten
- 2 Knoblauchzehen
- 8 entwässerte Sardellenfilets in Knoblauch
- 4 Rosmarinzweige
- 3 EL Olivenöl
- 1 große Handvoll Rucola
- Salz und Pfeffer

Den Backofen auf 180 °C vorheizen. Die Paprikaschoten der Länge nach durchschneiden und die Kerne entfernen. Wenn möglich, den Stängel für später aufheben (Verzierung). Die Kirschtomaten halbieren und den Knoblauch in dünne Scheiben schneiden. Die Sardellenfilets mit der Küchenschere in kleine Stücke schneiden.

Die Paprikaschoten auf ein großes Backblech legen und mit Olivenöl beträufeln. Dabei muss die aufgeschnittene Seite nach oben zeigen. Ca. 40 Minuten grillen, bis sie gar sind, ihre Form aber noch erhalten ist.

Die Paprikaschoten mit 4 Tomatenhälften, einigen Knoblauchscheiben, ein wenig Rosmarin und Sardellenstücken füllen. Das Ganze mit Olivenöl begießen und noch mal 30 Minuten grillen, bis die Tomaten zart und die Paprikaschoten mit schmackhaftem Saft gefüllt sind.

Etwas abkühlen lassen und entweder heiß oder bei Zimmertemperatur servieren. Mit Rucola garnieren.

Omega-3-Dip

Makrelen sind nicht teuer und eine gute Omega-3-Quelle. Bei Omega 3 denkt man hauptsächlich an Lachs, aber vergessen Sie nicht die Makrele, die einen eher bescheidenen Ruf hat. Sie stammt aus nachhaltiger Fischzucht, vor allem wenn sie geangelt wird.

- **Vorbereitung:** 10 Minuten
- **Kalorien:** 185
- **Zucker:** 0,5 g
- **davon Zuckerzusatz:** 0 g

Zutaten für 4 Personen

- 2 geräucherte Makrelen
- 100 g Frischkäse
- Schale und Saft einer Zitrone
- 1 Handvoll frischer, gehackter Schnittlauch
- Salz und Pfeffer

Den Fisch enthäuten und die Filets mit den anderen Zutaten in einen Mixer geben. Je nach Geschmack etwas mehr oder weniger Zitronensaft hinzufügen. Mixen und die Paste auf 4 kleine Schalen verteilen, das sieht hübscher aus. Mit Rohkost und/oder grünem Salat servieren.

»Die Königin der Nudelsalate«

Zum Beispiel mit einer Vinaigrette: 4 EL Olivenöl, 2 EL Balsamico, 1 EL Sojasoße

- **Vorbereitung:** 10 Minuten
- **Kalorien:** 405
- **Zucker:** 4,5 g
- **davon Zuckerzusatz:** 0 g

Zutaten für 4 Personen

- 200 g Vollkornnudeln
- 1 große rote Paprika
- 1 kleine Zucchini
- 150 g Kirschtomaten
- 20 schwarze Oliven
- 3 Basilikumzweige
- 1 Handvoll Spinat
- 1 Handvoll Rucola
- 25 g geriebener Parmesan

Für das Pesto

- 1 Dose Ölsardinen (135 g)
- 2 Frühlingszwiebeln
- Schale und Saft einer Zitrone
- 1 Zweig Basilikum
- 20 g Pinienkerne
- 50 g halbgetrocknete Tomaten in Öl
- Salz und Pfeffer

Den Grill vorheizen. Sardinen und Tomaten abtropfen lassen. Alle Pesto-Zutaten in einen Mixer geben sowie 1 EL von dem Tomatenöl. So lange mixen, bis eine glatte Paste entsteht.

Die Paprika 10 Minuten im Backofen backen und mehrmals wenden, bis die Haut ein wenig schwarz wird. Abkühlen lassen. (Das Rezept funktioniert aber auch mit einer rohen Paprika.) Unterdessen die Zucchini in kleine Würfel schneiden, die Tomaten halbieren und alles zusammen mit den Oliven in eine Salatschüssel geben. Die Paprika nach dem Abkühlen häuten, schneiden, die Kerne entfernen, in Scheiben schneiden und ebenfalls in die Salatschüssel geben.

Die Nudeln gemäß den Verpackungsanweisungen kochen und zu den anderen Zutaten geben. Das Pesto unterheben. Den Parmesan in große Stücke raspeln und über den Salat geben. Vor dem Servieren Spinat, Rucola und Basilikum hinzufügen.

Thunfischsalat

Zum Beispiel mit einer Vinaigrette: 150 ml griechischer Naturjoghurt, 2 gehackte Minzzweige, ½ gehackte Gurke. Schmeckt sehr lecker mit Rohkost, aber auch mit Fisch.

- **Vorbereitung:** 10 Minuten
- **Kalorien:** 360
- **Zucker:** 5 g
- **davon Zuckerzusatz:** 0 g

Zutaten für 2 Personen

- 160 g abgetropfter Dosenthunfisch
- 425 ml weiße abgetropfte Cannellinibohnen aus der Dose
- 1 halbe rote Zwiebel
- 1 kleine Fenchelknolle
- 1 kleine Zucchini
- 2 Stängel Petersilie
- 1 EL Kürbiskerne
- Schale einer halben Zitrone
- Saft einer Zitrone
- 1 TL Senf mit ganzen Körnern
- 2 EL Olivenöl
- Salz und Pfeffer

Die Kürbiskerne in einer Pfanne ohne Fett rösten. Die Zwiebel hacken und mit etwas Zitronensaft beträufeln und zur Seite stellen. Durch die Wartezeit nimmt die Zwiebel einen milderen Geschmack an.

Die Zucchini in kleine Würfel und den Fenchel in dünne Scheiben schneiden. Zusammen mit den Bohnen, dem Thunfisch und der Zwiebel in eine Schüssel geben.

Senf, Olivenöl, Zitronenschale und -saft zu einer Vinaigrette rühren und würzen. Über den Salat gießen und alles vorsichtig vermischen.

Die gehackte Petersilie und die Kürbiskerne über den Salat streuen.

»Superhelden«-Salat

Diese Vinaigrette wird mit Hummus (siehe Rezept weiter oben) zubereitet. Der Hummus kann auch als Beilage serviert werden. Mmh …

- **Vorbereitung:** 10 bis 15 Minuten
- **Kochzeit:** 40 Minuten
- **Kalorien:** 235
- **Zucker:** 5 g
- **davon Zuckerzusatz:** 0 g

Zutaten für 4 Personen

- 100 g Graupen oder Vollkornreis
- 150 g Süßkartoffeln
- 150 g Brokkoli
- 150 g frische Saubohnen
- 10 Kirschtomaten
- 50 g Champignons
- 2 Frühlingszwiebeln
- 25 g geröstete Sesamkerne
- 2 Stängel Petersilie
- 3 Stängel Minze
- 2 Stängel Schnittlauch

Vinaigrette

- 40 g Hummus
- 1 EL Olivenöl
- 1 ausgepresste Zitrone
- Salz und Zucker

Den Reis oder die Graupen kochen (siehe Anweisungen auf jeweiliger Verpackung). Im Allgemeinen beträgt die Kochzeit für Graupen 15 Minuten, die für Vollkornreis 30 Minuten.

Die Süßkartoffel schälen und in kleine Würfel schneiden. Den Brokkoli in kleine Röschen schneiden. Die Süßkartoffel etwa 10 Minuten dampfgaren. Die Brokkoli-Röschen hinzufügen und weitere 5 Minuten kochen. Wenn das Gemüse gar ist, unter kaltem Wasser abschrecken.

Die Saubohnen in kochendes Wasser geben und 4 bis 5 Minuten kochen lassen. Unter kaltem Wasser abschrecken und die Haut von jeder Bohne mit dem Fingernagel abkratzen.

Die Süßkartoffel, den Brokkoli und die Saubohnen zusammen mit den Graupen oder dem Reis in eine Salatschüssel geben.

Die Tomaten halbieren, die Champignons und die Zwiebeln hacken. Zusammen mit den gerösteten Kernen und den frischen, gehackten Kräutern in die Salatschüssel geben.

Für die Vinaigrette alle angegebenen Zutaten miteinander vermischen, würzen und je nach Belieben mehr oder weniger Zitronensaft hinzugeben. Über den Salat gießen und das Ganze vorsichtig vermengen.

Salat »Viva Brasil«

Eine Idee für Pesto: 80 g Olivenöl, 40 g geröstete Pinienkerne, 40 g Parmesan, 4 Stängel Basilikum, 1 Knoblauchzehe. Alles gut mixen. Schmeckt bestens zu gebratenem Gemüse oder Bohnensalat.

- **Vorbereitung:** 10 Minuten
- **Kochzeit:** 10 Minuten
- **Kalorien:** 260
- **Zucker:** 3 g
- **davon Zuckerzusatz:** 0 g

Zutaten für 4 Personen

- 425 g rote Bohnen aus der Dose, abgetropft
- ½ rote Zwiebel
- 150 g grüne Bohnen
- 10 grüne Oliven
- 200 g gekochte Garnelen
- 1 Avocado
- 150 g Kirschtomaten
- 450 g Palmenherzen aus der Dose, abgetropft
- 1 TL Olivenöl
- Saft und Schale einer Zitrone
- 2 EL Kokoswasser (oder Wasser)
- ½ Chilischote, frisch
- 4 Stängel Koriander
- Salz und Pfeffer

Die Zwiebel in schmale Streifen schneiden und die Avocado zerstampfen. ½ Zitrone auspressen.

Die grünen Bohnen dampfgaren, bis sie weich sind, ca. 5 bis 10 Minuten.

Die Oliven und Palmenherzen in dünne Scheiben schneiden und die Kirschtomaten halbieren. Die Chilischote zerkleinern.

Das Gemüse, die Bohnen und die Garnelen in eine Salatschüssel geben.

Die Schale und den Saft der restlichen Zitrone mit 1 EL Olivenöl mischen. 2 EL Kokoswasser hinzufügen. Würzen und über den Salat gießen. Den gehackten Koriander hinzufügen und den Salat bis kurz vor dem Servieren in den Kühlschrank stellen.

Grüne Pizza

Gibt es eine »gesunde« Pizza? Aber klar! Wenn Sie keine halbgetrockneten Tomaten finden, können Sie auch pürierte Tomaten nehmen. Mit einem grünen Salat servieren.

- **Vorbereitung:** 10 bis 15 Minuten
- **Kochzeit:** 10 Minuten
- **Kalorien:** 300
- **Zucker:** 4 g
- **davon Zuckerzusatz:** 0 g

Zutaten für 2 Personen

- 2 mittlere Zucchini
- 100 g milder Ziegenkäse
- 50 g halbgetrocknete Tomaten in Öl, abgetropft
- 25 g Pinienkerne
- 1 Stängel Basilikum
- Olivenöl
- Salz und Pfeffer

Die Zucchini der Länge nach durchschneiden, um vier große, 0,5 cm dicke Hälften zu erhalten. Die restlichen Zucchini kann man in einem Salat verwenden.

Den Grill vorheizen. Eine Pfanne mit einem Spritzer Olivenöl erhitzen und die Zucchini auf beiden Seiten jeweils 3 bis 4 Minuten darin braten. Danach die Zucchini auf ein Backblech legen.

Die Tomaten mit den Pinienkernen und dem Basilikum in einem Mixer zerkleinern. Mit Pfeffer würzen.

Salzen ist nicht nötig. Die Paste auf den Zucchini verteilen, darauf vorsichtig den Ziegenkäse streichen. Mit etwas Olivenöl beträufeln.

Die Pizzen 5 bis 6 Minuten im Ofen grillen, bis der Käse eine leicht braune Kruste bekommt.

Mit einem grünen Salat servieren.

Reichhaltige Suppe

Eine Suppe mit vielen Gemüsesorten und Proteinen dank der Hülsenfrüchte. Eine wirklich gesunde Mahlzeit! Der Balsamico-Essig enthält Zuckerzusatz, daher nur in geringen Mengen verwenden!

- **Vorbereitung:** 10 bis 15 Minuten
- **Kochzeit:** 40 Minuten
- **Kalorien:** 240
- **Zucker:** 6,5 g
- **davon Zuckerzusatz:** 1 g

Zutaten für 4 bis 6 Personen

- 425 g Bohnen aus der Dose
- 425 g rote Bohnen aus der Dose
- 1 EL Olivenöl
- 1 Zwiebel
- 2 Stangen Sellerie
- 1 Karotte
- 1 Zucchini
- 1 große rote Paprika
- 1 EL Tomatenpüree
- 2 Knoblauchzehen
- 1 l Brühe (2 Würfel)
- 6 Scheiben Bündnerfleisch
- 100 g Grünkohl
- *1 TL Balsamico*
- 2 Stängel Basilikum
- 30 g Parmesan
- Salz und Pfeffer

Die beiden Bohnenarten abtropfen lassen.

Alle Gemüsesorten in kleine Würfel schneiden, aber nicht miteinander vermischen. Den Knoblauch in dünne Scheiben schneiden. Das Olivenöl in einem Topf erhitzen und die Zwiebel hinzugeben, 5 Minuten anbraten, dann den Sellerie und die Karotte hinzufügen. Alles noch 5 Minuten dünsten. Die Brühe hinzufügen und 10 Minuten köcheln lassen. Die Zucchini, die Paprika, den Knoblauch, die Bohnen und das Tomatenpüree dazugeben und 10 Minuten kochen lassen.

Währenddessen den Grünkohl hacken und das Bündnerfleisch mit der Küchenschere in dünne Scheiben schneiden. Den Grünkohl, den Essig und das Bündnerfleisch hinzufügen und 5 Minuten köcheln lassen, bis das Gemüse gar ist.

Würzen. Basilikum fein hacken und darüberstreuen. Mit geriebenem Parmesan und einem Spritzer Olivenöl servieren.

Kleine Erbsensuppe

Ich mag diese kräftige grüne Suppe sehr! Kalt schmeckt sie auch fantastisch.

- **Vorbereitung:** 10 bis 15 Minuten
- **Kochzeit:** 25 Minuten
- **Kalorien:** 180
- **Zucker:** 8 g
- **davon Zuckerzusatz:** 0 g

Zutaten für 4 bis 6 Personen

- 1 EL Olivenöl
- 500 g tiefgefrorene Erbsen
- 1 Zwiebel
- 1 Kartoffel (200 g)
- 1 Fenchelknolle
- 800 ml Brühe (1 Würfel)
- 1 Zweig frische Minze
- 1 Handvoll junge Spinatsprossen
- Salz und Pfeffer

Die Zwiebel hacken und die Kartoffel und den Fenchel in kleine Würfel schneiden. Die Kartoffel nicht schälen, damit die Ballaststoffe erhalten bleiben.

Das Olivenöl bei mittlerer Temperatur erhitzen und die Zwiebel hinzufügen. 5 Minuten kochen lassen. Die Kartoffel und den Fenchel hinzufügen und 10 Minuten auf niedriger Temperaturstufe köcheln lassen.

Die Erbsen und die Brühe hinzugeben und weitere 10 Minuten kochen lassen, bis das Gemüse gar ist.

Den Topf vom Herd nehmen, die Minze (mit Ausnahme von 2 Blättern) und den Spinat hinzugeben. Würzen. Einige Tropfen Olivenöl in die Suppe träufeln und mit einem Mixer pürieren. Anschließend mit der fein gehackten Minze bestreuen.

Blumenkohl-Taboulé à la Charlotte

Wenn Sie keine Küchenmaschine haben, dauert das Zerkleinern des Blumenkohls mindestens 15 Minuten!

- **Vorbereitung:** 10 bis 15 Minuten
- **Kalorien:** 250
- **Zucker:** 5 g
- **davon Zuckerzusatz:** 0,5 g

Zutaten für 2 Personen

- ½ Blumenkohl
- ½ Gurke
- 1 Packung Kirschtomaten
- 3 Frühlingszwiebeln
- 200 g gekochte Garnelen
- 1 Handvoll Petersilie
- 1 Handvoll frische Minze
- 1 EL Kürbiskerne
- Vinaigrette
- 2 EL Olivenöl
- Saft einer Zitrone
- *1 EL weißer Balsamico*
- 1 zerdrückte Knoblauchzehe
- Salz und Pfeffer

Den Blumenkohl und die Zwiebeln klein hacken, die Gurke in Würfel und die Tomaten in Viertel schneiden. Die Kräuter hacken und die Kürbiskerne 5 Minuten in der Pfanne rösten. Alle Zutaten für den Salat in eine Schüssel geben. Die Zutaten für die Vinaigrette vermischen. Falls nötig, die Menge an Essig oder Zitronensaft variieren.

Fisch auf mediterrane Art

- **Vorbereitung:** 15 Minuten
- **Kochzeit:** 50 Minuten
- **Kalorien:** 240
- **Zucker:** 3 g
- **davon Zuckerzusatz:** 0 g

Zutaten für 4 Personen

- 500 g weißer Fisch aus Fischzucht
- 1 rote Zwiebel
- 1 rote Paprika
- 1 Fenchelknolle
- 25 g schwarze Oliven
- die Schale einer Zitrone
- 1 Prise süßer Paprika
- ½ TL Kräuter der Provence
- Olivenöl
- Soße
- 2 reife Avocados
- Saft einer Zitrone
- 2 Stängel frischer Basilikum
- 2 längliche Tomaten
- Salz und Pfeffer

Den Ofen auf 200 °C vorheizen. Die Zwiebel schälen und die Paprikakerne entfernen. Das Gemüse zerkleinern und auf ein Backblech legen. Einen Tropfen Olivenöl sowie Salz und Pfeffer hinzufügen. Alles gut vermischen und 35 Minuten im Ofen garen, dabei ab und zu umrühren.

Währenddessen das Fischfilet in 4 Stücke zerteilen und auf einen Teller legen. Die Zitronenschale, Paprikapulver und die Kräuter mischen und über den Fisch geben. Die Oliven entsteinen.

Nach 35 Minuten das Gemüse aus dem Ofen nehmen und den Fisch obendrauf legen. Noch einige Spritzer Olivenöl und die Oliven hinzugeben. Das Blech weitere 15 Minuten in den Ofen schieben, bis der Fisch gar ist.

Die Avocados mit den anderen Zutaten, aber ohne die Tomaten, mit einem Mixer verkleinern. Danach die Tomaten in kleine Würfel schneiden und mit der Avocadocreme vermischen. Würzen und zum Fisch servieren.

Regenbogen-Quinoa

Mit Kürbis, roten Zwiebeln und Granatapfelkernen ist dies ein hübsches, farbenfrohes Gericht! Bei Quinoa handelt es sich um ein Korn, das reich an Proteinen und Ballaststoffen ist. Die Mengenangaben beziehen sich auf 2 Personen für ein Hauptgericht oder 4 Personen für eine Beilage. Die Kalorienangaben gelten für das Hauptgericht.

- **Vorbereitung:** 15 Minuten
- **Kochzeit:** 1 Stunde
- **Kalorien:** 400
- **Zucker:** 10 g
- **davon Zuckerzusatz:** 0 g

Zutaten für 2 bis 4 Personen

- 100 g Quinoa
- 1 EL Olivenöl
- 200 g Butternutkürbis
- 1 rote Zwiebel
- 50 g Feta
- ½ eingelegte Zitrone
- ¼ Granatapfel
- 20 g Mandelblättchen
- 2 Stängel Koriander
- Salz und Pfeffer

Den Backofen auf 200 °C vorheizen. Die Zwiebel und den Kürbis schälen und in Würfel schneiden. Auf ein Backblech legen, mit einem Spritzer Olivenöl beträufeln und mit Salz und Pfeffer würzen. Vermischen und 45 Minuten backen, dabei hin und wieder umrühren.

Den Quinoa waschen und in kochendem, gesalzenem Wasser (Mengenanteil Wasser-Quinoa 2:1) 10 Minuten kochen. Danach abtropfen lassen.

Die eingelegte Zitrone abspülen und in kleine Würfel schneiden. Den Granatapfel auf einem Tisch hin und her rollen, um die Kerne etwas zu lösen, in vier Stücke schneiden und die Kerne herauslösen. Den Feta würfeln und die Mandelblättchen 5 Minuten in der (nicht geölten!) Pfanne rösten. Beiseitestellen.

In der Pfanne 1 EL Olivenöl erhitzen, den Quinoa, die eingelegte Zitrone und das gebratene Gemüse mit dem Gemüsesaft hinzufügen. 5 Minuten dünsten. Vom Herd nehmen und die Granatapfelkerne, die Fetawürfel, die Mandeln und den gehackten Koriander hinzugeben. Würzen und vorsichtig vermischen.

Rohkostsalat

Ein leckerer Salat mit Zucchini, Karotten, Knollensellerie und Cashewnüssen!

- **Vorbereitung:** 15 Minuten
- **Einweichzeit:** 2 oder 3 Stunden
- **Kalorien:** 295
- **Zucker:** 8 g
- **davon Zuckerzusatz:** 0 g

Zutaten für 2 Personen

- 1 Zucchini
- 1 Karotte
- 200 g Knollensellerie
- 50 g Cashewnüsse
- 100 g halbgetrocknete Tomaten in Öl
- Schale und Saft einer Zitrone
- 2 Frühlingszwiebeln
- 1 EL Olivenöl
- 1 Handvoll Rucola
- 1 Stängel Minze

Die Cashewnüsse 2 bis 3 Stunden einweichen.

Die Zucchini, die Karotte und den Knollensellerie in feine Streifen schneiden. Alles in eine Salatschüssel geben und mit ein wenig Zitronensaft beträufeln. Cashewnüsse, Tomaten, Olivenöl, Zitronenschale und den restlichen Zitronensaft in einen Mixer geben. Falls nötig etwas Wasser hinzugeben, um eine mayonnaiseähnliche Konsistenz zu erhalten.

Die Frühlingszwiebeln hacken und zum Gemüse geben. Das Tomaten- und Nusspüree hinzufügen und alles vermischen. Kalt stellen. Vor dem Servieren eine Handvoll Rucola und klein gehackte Minze hinzugeben.

Asiatischer Salat mit schwarzem Reis

Ich verwende schwarzen Reis wegen seiner Farbe. Sie können natürlich auch Basmati-Vollkornreis nehmen. Die jungen Sojabohnen (Edamame) können durch Erbsen ersetzt werden. Die Kalorienangaben gelten für 2 Personen.

- **Vorbereitung:** 15 Minuten
- **Kalorien:** 335
- **Zucker:** 5 g
- **davon Zuckerzusatz:** 3 g

Zutaten für 2 bis 4 Personen

- 100 g schwarzer Reis
- 100 g Edamamebohnen
- 200 g gekochte Garnelen
- 12 Spargelspitzen oder grüne Bohnen
- 2 Frühlingszwiebeln
- 8 große Radieschen
- 1 Handvoll Rucola
- 1 EL frischer Koriander
- 1 EL frische Minze

Vinaigrette

- Schale und Saft einer Limone
- ½ TL Honig
- 1 EL Sesamöl
- *3 EL Sojasoße, gesalzen*
- 1 EL Reisessig
- 1 EL Wasser
- 1 TL Fischsoße
- 1 cm frischer Ingwer
- 1 Handvoll Wasabi (nach Belieben)

Den schwarzen Reis, den Hinweisen auf der Verpackung entsprechend, kochen und abkühlen lassen. In eine Salatschüssel geben. Die Edamamebohnen werden enthülst, aber nicht gekocht.

Die Frühlingszwiebeln hacken, die Radieschen in Scheiben schneiden, die Kräuter hacken. Den Ingwer raspeln.

Die Erbsen (falls Sie keine Edamame verwenden) und den Spargel 10 Minuten dampfgaren. Den Spargel in Stücke schneiden und ihn und die Erbsen zusammen mit den Garnelen, Radieschen und den Frühlingszwiebeln zu dem Reis geben.

Die Zutaten der Vinaigrette miteinander vermischen: Ich benutze ein leeres Marmeladenglas, das ich gut durchschüttele. Mit dem Gemüse und dem Reis in der Salatschüssel vermischen.

Kalt stellen. Vor dem Servieren die gehackten Kräuter und den Rucola hinzugeben.

Harissa-Hähnchen mit gebackenem Gemüse

Dieses Gericht ist sehr einfach zu kochen, nutzen Sie daher die Gelegenheit! Sie können eine größere Portion gebratenes Gemüse und Hähnchen vorbereiten und es am nächsten Tag zum Mittagessen in einem Salat genießen. Sie können auch Makrelenfilets statt Hähnchen verwenden: In diesem Fall verkürzt sich die Kochzeit um 10 bis 15 Minuten .

- **Vorbereitung:** 15 Minuten
- **Kochzeit:** 60 Minuten
- **Kalorien:** 354
- **Zucker:** 6 g
- **davon Zuckerzusatz:** 0 g

Zutaten für 4 Personen

- 4 Hähnchenfilets
- 1 EL Harissapaste
- Schale und Saft einer Limone
- 1 Zucchini
- 1 Aubergine
- 1 Süßkartoffel
- 1 rote Paprika
- 1 rote Zwiebel
- 425 g Kirchererbsen aus der Dose
- 2 Stängel Koriander
- Olivenöl
- Salz, Pfeffer

Den Backofen auf 200 °C vorheizen. Die Hähnchenfilets mit einem Nudelholz leicht platt drücken. Den Harissa mit der Schale und dem Saft der Limone mischen. Über das Hähnchen gießen und eine halbe Stunde durchziehen lassen.

Die Zucchini und die Aubergine in fingerdicke Stücke schneiden. Die Paprika entkernen, die weißen Teile entfernen und in Streifen schneiden. Die Zwiebel hacken. Die Süßkartoffel schälen und in 2 cm große Würfel schneiden. Das Gemüse auf ein Backblech legen und ein wenig Olivenöl hinzugeben. Würzen und für 35 Minuten in den Ofen schieben. Nach Ablauf der Backzeit die Filets auf das Gemüse legen und nochmals 25 Minuten backen.

Die Kichererbsen abtropfen lassen und 5 Minuten vor Ablauf der Backzeit hinzugeben. Darauf achten, dass das Hähnchen innen gut durchgebraten ist. Mit dem gehackten Koriander servieren.

Steak mit feinem Kräutersalat

Beachten Sie, dass die gesüßte Sojasoße über 50 % Zuckerzusatz enthält, entscheiden Sie sich deshalb für die gesalzene Version.
Versuchen Sie die hausgemachten Backofen-Pommes und schneiden Sie dafür die Kartoffeln mit Schale in große Scheiben. Fügen Sie etwas Olivenöl hinzu und geben Sie sie auf ein Backblech. 50 Minuten backen und nicht vergessen, sie hin und wieder zu wenden.

- **Vorbereitung:** 10 Minuten
- **Kochzeit:** 10 Minuten
- **Kalorien:** 200
- **Zucker:** 3 g
- **davon Zuckerzusatz:** 1 g

Zutaten für 2 Personen
- 2 Scheiben Rinderfilet (je 125 bis 150 g)

Gewürzmischung
- ½ TL Kreuzkümmel
- ½ TL Cayennepfeffer
- 1 Prise Zimt
- ½ TL Koriandersamen

Salat mit feinen Kräutern
- 1 Handvoll Salatblätter
- 1 Zweig Basilikum
- 1 Zweig Petersilie
- 1 Zweig Koriander
- 20 g Pinienkerne

Vinaigrette
- 2 EL Olivenöl
- *1 EL Balsamico*
- ½ EL Sojasoße

Die Rinderfilets aus dem Kühlschrank nehmen. Alle Zutaten der Gewürzmischung vermengen (ich benutze dazu einen Mörser) und die beiden Fleischseiten mit den Fingern damit einreiben. 10 Minuten bei Zimmertemperatur einziehen lassen.

Alle Zutaten der Vinaigrette vermischen, aber kein Salz hinzufügen, denn die Sojasoße ist ja schon gesalzen.

Die Pinienkerne 5 Minuten in einer Pfanne anrösten. Die Salatblätter mit den Kräutern in eine Salatschüssel geben. Die gerösteten Pinienkerne hinzugeben.

Eine Pfanne auf großer Flamme erhitzen, ein wenig Olivenöl hinzufügen und die Steaks 1 bis 3 Minuten auf jeder Seite braten. Vom Herd nehmen und 5 Minuten ruhen lassen. Mit dem Salat und der Vinaigrette servieren.

Wok-Ente

Das Rezept ist ohne die süße Sojasoße leichter. Sie können das Gericht mit einer Schale Vollkornreis oder Soba-Nudeln servieren.

- **Vorbereitung:** 20 Minuten
- **Kochzeit:** 10 Minuten
- **Kalorien:** 210
- **Zucker:** 4 g
- **davon Zuckerzusatz:** 2 g

Zutaten für 2 Personen

- 250 g Entenfilet
- 1 cm frischer Ingwer
- Schale und *Saft einer halben Orange*
- *1 EL süße Sojasoße*
- ½ TL Fünf-Gewürz-Pulver
- 1 TL Mirin (süßer Reiswein) (oder Saft einer halben Limone)
- 1 TL Reisessig

Beilage

- 1 TL Rapsöl
- 1 Schalotte
- ½ cm frischer Ingwer
- 1 Knoblauchzehe
- ½ Paprika
- ½ Zucchini
- 6 Blätter Chinakohl
- 50 g Sojasprossen
- 1 TL Sesamöl
- 10 g Sesamkörner
- 2 Zweige Koriander

Den Ingwer hacken. Orangensaft und -schale, die Sojasoße, die Hälfte des Ingwers, die Gewürze, den Mirin und den Reisessig miteinander vermischen. Das Entenfilet in die Marinade geben und, während das Gemüse vorbereitet wird, ruhen lassen.

Die Schalotte zerkleinern, den Knoblauch fein schneiden, die Zucchini, die Paprika und den Chinakohl in Streifen schneiden. Die Sojasprossen abspülen.

Eine Pfanne oder einen Wok auf großer Flamme erhitzen. Das Entenfilet aus der Marinade nehmen und 2 Minuten auf jeder Seite braten. Beiseitestellen.

In derselben Pfanne das Öl erhitzen und die Schalotte mit einer Prise Salz hinzugeben.
2 Minuten braten und dann den restlichen Ingwer, den Knoblauch, die Paprika und die Zucchini hinzugeben. 2 bis 3 Minuten braten, danach den Kohl und die Sojasprossen hinzufügen, danach die Marinade und das Sesamöl. Noch 2 Minuten auf dem Herd stehen lassen.

Das Entenfilet in große Stücke schneiden und mit dem Gemüse vermischen. Nach Belieben mehr Sojasoße hinzugeben. Die Sesamkörner und den gehackten Koriander darüberstreuen.

Panierter/leichter Fisch

Normalerweise wird die Panade mit weißem Mehl gemacht. Die Panade in diesem Rezept enthält mehr Proteine und Ballaststoffe und hat viel mehr Geschmack! Hähnchen oder Lachs können Sie auch so panieren.

- **Vorbereitung:** 15 Minuten
- **Kochzeit:** 20 Minuten
- **Kalorien:** 340
- **Zucker:** 2 g
- **davon Zuckerzusatz:** 0 g

Zutaten für 4 Personen

- 25 g Kürbiskerne
- 150 g Vollkornbrot
- 25 g Parmesan oder Comté
- Schale einer Zitrone
- ½ TL Kräuter der Provence
- Salz und Pfeffer
- 2 oder 3 Eier
- 4 Weißfischfilets (je 125 bis 150 g)

Den Backofen auf 200 °C vorheizen. Die Kürbiskerne in einem Mixer zu einem körnigen Pulver zermahlen. In eine Schüssel geben. Das Brot im Mixer zu Bröseln zerkleinern und hinzugeben.

Den Käse reiben und zusammen mit den Kräutern und der Zitronenschale zu der Mischung geben. Würzen.

Die Eier in einer anderen Schüssel verquirlen.

Ein Backblech mit etwas Olivenöl einfetten, falls es nicht antihaftbeschichtet ist. Den Fisch auf beiden Seiten in die Eiermischung tunken und danach in die Panade. 15 bis 20 Minuten backen (je nach der Dicke der Filets).

Mit hausgemachtem Ketchup servieren.

Hausgemachter Ketchup

Der handelsübliche Ketchup enthält 10 g Zuckerzusatz in 1 Portion à 40 g. O weh!

- **Vorbereitung:** 10 Minuten
- **Kochzeit:** 70 Minuten
- **Kalorien:** 33
- **Zucker:** 3 g
- **davon Zuckerzusatz:** 1 g

Zutaten für 10 Portionen

- 400 g geschälte Tomaten aus der Dose
- 2 Schalotten
- 1 Stange Sellerie
- 2 Knoblauchzehen
- 100 g halbgetrocknete Tomaten in Öl, abgetropft
- 1 TL Kräuter der Provence
- 1 TL Sherryessig
- *1 TL brauner Zucker*

Die Schalotten und den Sellerie hacken. Die Knoblauchzehen zerdrücken.

Die Schalotten in einem großen Topf 3 bis 4 Minuten mit 1 EL Öl der halbgetrockneten Tomaten auf kleiner Flamme anschwitzen. Dabei rühren und aufpassen, dass sie nicht braun werden. Den Sellerie hinzugeben und 5 Minuten anbraten.

Die Dosentomaten, die getrockneten Tomaten und den Knoblauch hinzufügen. 1 Stunde bei niedriger Temperatur kochen, bis die Soße dickflüssig ist, dabei regelmäßig umrühren. Vom Herd nehmen und Essig und Zucker hinzufügen.

In ein großes Marmeladenglas geben. Der Ketchup hält sich 1 Woche im Kühlschrank.

Hähnchenspieße auf indische Art

Sehr gut und einfach zuzubereiten. Sie können das Hähnchen schon am Vorabend oder morgens marinieren. Um Ihnen das Leben zu erleichtern, können Sie auch als Ersatz für die anderen Gewürze 2 TL Currypulver verwenden. Servieren Sie dazu Raita (Joghurt, Gurke und Minze), Vollkornreis und einen gemischten Salat. Ein wahrhaft gesundes Essen.

- **Vorbereitung:** 10 Minuten
- **Marinade:** 2 Stunden
- **Kochzeit:** 7 Minuten
- **Kalorien:** 163
- **Zucker:** 1 g
- **davon Zuckerzusatz:** 0 g

Zutaten für 4 Personen

- 4 Hähnchenfilets

Marinade

- 150 ml Naturjoghurt
- 1 Knoblauchzehe, zerdrückt
- 1 EL Öl (z.B. Kokosöl)
- ¼ TL Kurkuma
- 1 TL gemahlener Kreuzkümmel
- ¼ TL gemahlener Pfeffer
- 1 TL gemahlener Koriander
- 1 TL Garam Masala (nach Belieben)
- 1 TL Paprika
- Saft einer Limone
- Salz und Pfeffer
- 2 Limonen

Die Hähnchenfilets der Länge nach durchschneiden und jeweils in 3 bis 4 Stücke teilen. In eine Schüssel geben. Den Knoblauch zerdrücken. Alle Zutaten für die Marinade miteinander vermischen. Würzen und über das Hähnchen gießen.

Mindestens 2 Stunden marinieren lassen.

Die Hähnchenstücke auf 4 Spieße stecken. Eine Pfanne mit etwas Öl bei mittlerer Temperatur erhitzen und die Spieße hineinlegen. 2 Minuten von jeder Seite braten, dann die Temperatur reduzieren und noch 3 bis 5 Minuten auf jeder Seite braten.

Mit jeweils der Hälfte der Limone auf einem Teller anrichten.

Muscheln auf thailändische Art

Schmeckt sehr gut mit einer Schale Jasminreis (die Vollkornvariante ist nicht überall erhältlich!). Mit Soba-Nudeln sind sie aber auch lecker.

- **Vorbereitung:** 20 Minuten
- **Kochzeit:** 10 Minuten
- **Kalorien:** 255
- **Zucker:** 4 g
- **davon Zuckerzusatz:** 0 g

Zutaten für 4 Personen

- 1 EL Olivenöl
- 2 Schalotten
- 3 Knoblauchzehen
- 1 cm frischer Ingwer
- 1 Stängel Zitronengras
- ½ Chilischote
- 400 g Kokosmilch aus der Dose
- 200 ml Brühe (1/2 Würfel)
- 1 EL Fischsoße
- Saft und Schale einer Limone
- 2 kg Muscheln
- 2 große Handvoll Spinatsprossen
- 4 Stängel Koriander
- Salz und Pfeffer

Die Muscheln waschen und bereitstellen. Die Schalotten und den Knoblauch hacken. In einem Topf 2 Minuten in Öl anbraten.

Den Ingwer raspeln und den Chili hacken. Von dem Zitronengras nur die zartesten Stängel (6 bis 7 cm) verwenden. Ingwer, Zitronengras und Chili in den Topf geben und gut vermischen. Die Brühe, die Kokosmilch und die Fischsoße hinzugeben. Die Muscheln in den Topf schütten. Salzen und 10 Minuten kochen lassen, bis die Muscheln sich öffnen.

Die geschlossenen Muscheln wegwerfen. Den Spinat, den Limonensaft und den gehackten Koriander hinzugeben. Alles miteinander vermischen und servieren.

Zitronenlamm mit Tahini

Köstlich zu Vollkorn-Couscous und einem Salat mit Feta und Tomaten. Das Lamm am Vorabend marinieren, dann wird es noch besser!

- **Vorbereitung:** 10 Minuten
- **Marinade** 5 Stunden
- **Kochzeit:** 20 Minuten
- **Kalorien:** 300
- **Zucker:** 1 g
- **davon Zuckerzusatz:** 0 g

Zutaten für 4 Personen

- 4 Lammkoteletts

Marinade

- ¼ eingelegte Zitrone
- 3 Stängel Rosmarin
- 8 Sardellenfilets
- 2 Knoblauchzehen
- 1 TL Olivenöl
- Salz und Pfeffer
- ½ frisch gepresste Zitrone

Soße

- 25 g Tahini (Sesampaste)
- 25 ml Wasser
- Saft einer Zitrone
- 1 Knoblauchzehe
- 2 Stängel Petersilie
- 50 g griechischer Joghurt
- Salz und Pfeffer

Die eingelegte Zitrone, den Rosmarin und die Sardellen klein hacken. Die Knoblauchzehen zerdrücken. Alle Zutaten der Marinade miteinander vermischen. Würzen und über die Koteletts geben. Mindestens 5 Stunden marinieren lassen. Die Marinade ist ziemlich dickflüssig, daher können Sie ruhig Ihre Hände zum Durchmischen benutzen.

Für die Soße vermischen Sie alle Zutaten miteinander.

Den Backofen auf 180 °C vorheizen. Die Koteletts auf ein Backblech legen und 15 bis 20 Minuten backen. Nach der Hälfte der Zeit wenden. Mit der Tahinisoße servieren.

»Fleischfresser«-Burger

Wie bereitet man einen »gesunden« Hamburger zu?

1. *Man serviert ihn ohne Pommes!*
2. *Man serviert ihn ohne Weißbrot.*

- **Vorbereitung:** 10 Minuten
- **Ruhezeit:** 30 Minuten
- **Kochzeit:** 10 Minuten
- **Kalorien:** 180
- **Zucker:** 2 g
- **davon Zuckerzusatz:** 0 g

Zutaten für 6 Personen

- 500 g Hackfleisch
- 3 Frühlingszwiebeln
- 75 g Vollkornpaniermehl
- 25 g Parmesan oder geriebener Comté
- 1 Prise Chili
- 1 Prise Paprika
- ½ TL Dijonsenf
- 2 Stängel Petersilie
- 1 kleine Zucchini
- 1 kleines Ei
- Olivenöl
- Salz und Pfeffer

Die Zwiebeln und die Petersilie klein hacken, die Zucchini raspeln. Alle Zutaten vermischen – ich mache das mit den Händen! 6 Burger formen und mindestens 30 Minuten kalt stellen.

Eine Pfanne auf großer Flamme erhitzen und die Burger hineinlegen. Auf jeder Seite 2 Minuten braten, dann die Temperatur reduzieren und noch weitere 2 bis 3 Minuten auf jeder Seite braten, bis die Burger Ihrem Geschmack entsprechen.

Vegetarischer Burger

Ich mag Burger mit Guacamole und einer Tomatensoße oder Salsa, einer Scheibe gegrilltem Sauerteigbrot und einem großen Salat.

- **Vorbereitung:** 10 Minuten
- **Ruhezeit:** 30 Minuten
- **Kochzeit:** 10 Minuten
- **Kalorien:** 310
- **Zucker:** 3 g
- **davon Zuckerzusatz:** 0 g

Zutaten für 4 Personen

- 3 Stängel frische Minze
- 2 Stängel Petersilie
- 125 g Pistazien oder weiße Mandeln
- 200 g gekochte Kichererbsen
- ½ TL gemahlener Kreuzkümmel
- 1 Knoblauchzehe
- ½ rote Zwiebel
- 1 kleines Ei
- 2 TL Vollkornweizenmehl
- ½ TL Hefe
- 50 g Feta
- Salz und Pfeffer

Den Knoblauch zerdrücken, die Zwiebel hacken. Die Kräuter so lange in einem Mixer mixen, bis sie fein gehackt sind. Die Nüsse hinzugeben und noch 10 bis 20 Sekunden mixen. Alle anderen Zutaten mit Ausnahme des Feta hinzufügen und gut vermischen. Dann den Feta vorsichtig hinzugeben. Würzen.

4 Burger formen. Falls notwendig, mehr Mehl nehmen. Es ist normal, dass der Teig ein wenig klebt. Mindestens 30 Minuten kalt stellen.

Eine Pfanne bei hoher Temperatur erhitzen und die Burger hineingeben. 2 Minuten auf jeder Seite braten, danach die Temperatur reduzieren und noch 2 bis 3 Minuten von jeder Seite braten, bis die Burger Ihrem Geschmack entsprechen.

Diese Rezepte enthalten keinen weißen Zucker und nur ein Minimum an braunem Zucker, Honig oder Ahcrnsirup. Sie können auch Xylit und Stevia verwenden. Und jetzt sind Sie dran!

Erdbeeren mit Balsamico

Sie sind sehr lecker mit Mascarpone, der mit Vanilleextrakt vermischt wird (½ TL auf 250 g Mascarpone).

- **Vorbereitung:** 10 Minuten
- **Ruhezeit:** 10 Minuten
- **Kalorien:** 50
- **Zucker:** 7 g
- **davon Zuckerzusatz:** 1 g

Zutaten für 4 Personen

- 500 g Erdbeeren
- *1 EL weißer Balsamico*
- 2 Stängel frische Minze

Die Stiele entfernen und die Erdbeeren durchschneiden und in eine hübsche Schüssel legen. Den Balsamico über die Erdbeeren gießen und vorsichtig untermischen. Gehackte Minze darüberstreuen und 10 Minuten einziehen lassen.

»Healthy Crumble«

Wenn Sie Schalen von Zitrusfrüchten verwenden, sollten Sie unbehandelte Früchte kaufen.

- **Vorbereitung:** 15 Minuten
- **Kochzeit:** 40 Minuten
- **Kalorien:** 240
- **Zucker:** 17 g
- **davon Zuckerzusatz:** 4,5 g

Zutaten für 6 Personen

- 75 g Haferflocken
- 75 g Vollkornweizenmehl
- 55 g Butter
- *2 EL Ahornsirup*
- 1 TL Zimt
- 500 g Äpfel
- 50 g Rosinen
- 1 TL Butter
- *Saft einer Orange*

Den Backofen auf 210 °C vorheizen.

Die Butter und den Ahornsirup in einem Topf schmelzen. Mehl, Haferflocken und Zimt in eine Schüssel geben. Nachdem die Butter geschmolzen ist, 1 TL für die Äpfel aufheben und den Rest in die Schüssel geben. Das Ganze zu einem krümeligen Teig vermischen (mit den Fingern geht es leichter).

Die Äpfel schälen und in große Stücke schneiden, auf ein Backblech legen und mit dem Orangensaft und dem TL geschmolzener Butter übergießen. Die Rosinen darüberstreuen.

Den Teig so auf den Äpfeln verteilen, dass sie vollständig bedeckt sind. Die Backzeit beträgt 30 bis 40 Minuten.

Tropischer Fruchtsalat

Die Auswahl an Früchten ist heutzutage so groß, dass es schade ist, wenn man immer die gleichen verwendet. Probieren Sie daher doch jede Woche eine andere exotische Frucht aus. Für die Ananas braucht man ein scharfes Messer.

- **Vorbereitung:** 15 Minuten
- **Kalorien:** 165
- **Zucker:** 20 g
- **davon Zuckerzusatz:** 0 g

Zutaten für 8 Personen

- 1 Ananas
- ½ Papaya
- ½ Granatapfel
- ⅛ einer frischen Chilischote (nach Belieben)
- Saft einer halben Limone
- 2 Stängel Minze

Die Ananas: Schneiden Sie den unteren Teil der Ananas ab, um die Basis vorzubereiten und das Schälen zu vereinfachen. Die Ananas am Blätteransatz »skalpieren«. Die Schale entfernen und die »Augen« mit einem Messer herausziehen. Die Ananas halbieren und jede Hälfte in zwei Teile schneiden. Klein schneiden und auf einen Teller legen.

Die Papaya: mit einem Löffel die schwarzen Fruchtkerne herausheben und wegwerfen. Unter kaltes Wasser halten, um die restlichen Kerne zu entfernen. In Scheiben schneiden und rund um die Ananas anordnen (es sieht noch hübscher aus, wenn Sie die Scheiben abwechselnd anordnen).

Die Granatapfelkerne herauslösen und über die Ananas und Papaya streuen.

Den Chili und die Minze hacken. Das Obst mit Minze, Chili und dem Saft der Limone überträufeln.

Datteldip mit Ricotta

Mit frischen Früchten, z.B. Feigen und Aprikosen, servieren. Schmeckt auch zum Frühstück!

- **Vorbereitung:** 10 Minuten
- **Kalorien:** 266
- **Zucker:** 13 g
- **davon Zuckerzusatz:** 1 g

Zutaten für 4 Personen

- 3 Medjouldatteln
- Schale und *Saft einer Orange*
- 250 g Ricotta
- 75 g gehobelte Mandeln
- ½ TL Orangenblüten (nach Belieben)

Sehr einfach zuzubereiten. Alle Zutaten zu einem glatten Teig vermischen. In 4 kleine Auflaufformen geben und kalt stellen.

Mousse au Chocolat

Eine wirklich leichte Köstlichkeit! Der Trick dabei ist, dass alle Zutaten die gleiche Temperatur haben, deshalb die Eier 2 bis 3 Minuten vorher aus dem Kühlschrank nehmen.

- **Vorbereitung:** 10 Minuten
- **Ruhezeit:** 3 bis 4 Stunden
- **Kalorien:** 105
- **Zucker:** 4 g
- **davon Zuckerzusatz:** 3 g

Zutaten für 4 Personen

- *50 g dunkle Schokolade (70 % Kakaoanteil)*
- Schale einer halben Orange
- 4 Eiweiß
- 1 Prise Zimt
- 1 TL Butter oder Öl
- ½ TL Kakaopulver

Die Schokolade in kleine Stücke brechen und in einen großen Topf geben. Die Butter, die Schale einer halben Orange und eine Prise Zimt hinzugeben. Bei niedriger Temperatur köcheln lassen, bis die Schokolade geschmolzen ist.

Das Eiweiß steif schlagen, das Kakaopulver hinzugeben und mit dem Eischnee vermischen. Mit einem Spatel vorsichtig unter die Schokoladenmischung ziehen.

In 4 Auflaufformen füllen und kalt stellen.

Süßkartoffel-Brownie

Einfach eine kleine Süßkartoffel ca. 40 Minuten kochen, bis sie weich ist, und sie danach aushöhlen.

- **Vorbereitung:** 15 Minuten
- **Kochzeit:** 20 Minuten
- **Kalorien:** 295
- **Zucker:** 15 g
- **davon Zuckerzusatz:** 13,5 g

Zutaten für 10 Personen

- 100 g Butter
- *125 g dunkle Schokolade (75 % Kakaoanteil)*
- 200 g gekochte Süßkartoffeln oder 200 g Kürbispüree
- *75 g Rapadura-Vollrohrzucker*
- 2 Eier
- ½ TL Vanilllearoma
- 100 g gemahlene Mandeln
- 50 g Pekannüsse
- Salz

Den Backofen auf 180 °C vorheizen.

Die Butter und die Schokolade in einem Topf bei niedriger Temperatur schmelzen lassen. Währenddessen das Fruchtfleisch der Süßkartoffel oder das Kürbispüree mit den Eiern, dem Rapadura und den Mandeln verquirlen. Die geschmolzene Schokolade hinzugeben, danach die Pekannüsse und eine Prise Salz. In eine gefettete Backform (20 x 20 cm) gießen und für 20 Minuten in den Backofen schieben. Darauf achten, dass der Brownie nicht anbrennt.

Amerikanische Eisbananen

Meine Kinder sind verrückt nach ihnen! Ich lege dazu alle Bananen, die schon dunkle Stellen haben, in die Tiefkühltruhe. Man kann die Mischung mit geriebener Schokolade bestreuen und servieren.

- **Vorbereitung:** 10 Minuten
- **Kalorien:** 210
- **Zucker:** 14 g
- **davon Zuckerzusatz:** 0 g

Zutaten für 1 Person
- 1 gefrorene Banane
- 1 TL Erdnussbutter
- 2 EL griechischer Joghurt

Alle Zutaten miteinander zu glattem Eis vermischen und sofort verzehren!

Cheesecake »Charlie«

Sie können statt Granola auch Müsli ohne Zucker verwenden, am besten mit Trockenfrüchten, die dem Cheesecake eine natürliche Süße verleihen.

- **Vorbereitung:** 10 Minuten
- **Ruhezeit:** 3 bis 4 Stunden
- **Kalorien:** 340
- **Zucker:** 10,5 g
- **davon Zuckerzusatz:** 4 g

Zutaten für 10 Personen
- 250 g Granola
- *5 TL Honig*
- 30 g Butter
- 250 g Mascarpone
- 250 g Frischkäse
- Schale von 2 Zitronen
- 4 Eiweiß
- 4 Kiwis
- 125 g Johannisbeeren

Für den Boden: in einem kleinen Topf die Butter und 1 TL Honig bei niedriger Temperatur schmelzen lassen. Das Granola in einem Mixer zu einem krümeligen Teig verarbeiten.

Die Butter über das Granola gießen, in eine Backform geben (20 bis 24 cm Durchmesser) und fest andrücken. 15 Minuten in den Gefrierschrank stellen.

Mascarpone, Frischkäse, Honig und die Zitronenschalen in einer Salatschüssel verquirlen.

In einer anderen Schüssel das Eiweiß zu steifem Schnee schlagen. Mit einem Spatel vorsichtig unter die Käsemischung heben.

Auf den Kuchenboden geben und vorsichtig verstreichen. 4 bis 5 Stunden kalt stellen.

Vor dem Servieren die Früchte vorbereiten: die Kiwis schälen und in Scheiben schneiden, die Johannisbeeren waschen und von den Stielen lösen. Die Früchte über dem Cheesecake verteilen oder separat servieren.

Reispudding

Ein wunderbarer Klassiker! Wenn noch etwas Reispudding übrig ist, können Sie ihn am nächsten Tag zum Frühstück essen. Der Zuckergehalt ist wesentlich niedriger als bei den handelsüblichen Müslis!

- **Vorbereitung:** 10 Minuten
- **Einweichzeit:** 4 oder 5 Stunden
- **Kochzeit:** 40 Minuten
- **Kalorien:** 217
- **Zucker:** 15 g
- **davon Zuckerzusatz:** 7 g

Zutaten für 10 Personen

- 200 g Vollkornreis, rund
- 500 ml Vollmilch
- 200 ml Kokosmilch
- *40 g Rapadura oder brauner Zucker*
- 1 Zimtstange
- 50 g Backpflaumen (nach Belieben)

Den Reis 4 bis 5 Stunden oder über Nacht einweichen lassen, dadurch reduziert sich die Kochzeit.

Den Reis abtropfen lassen und mit der Vollmilch, der Kokosmilch, dem Zucker und der Zimtstange in einen Topf geben. Bei mittlerer Temperatur zum Kochen bringen, dann die Temperatur reduzieren. Deckel drauf und 20 bis 30 Minuten kochen lassen; ab und zu umrühren (wenn nötig, mehr Milch hinzugeben). Die Zimtstange herausnehmen.

Die Pflaumen in kleine Stücke schneiden und mit dem Reis vermischen.

Pudding mit roten Früchten

Je nach Saison und Ihren Gelüsten können Sie Obstsorten wie Heidelbeeren, Schwarze Johannisbeeren, Himbeeren, Brombeeren etc. miteinander kombinieren.

- **Vorbereitung:** 10 Minuten
- **Ruhezeit:** 30 Minuten
- **Kochzeit:** 30 bis 40 Minuten
- **Kalorien:** 180
- **Zucker:** 14,5 g
- **davon Zuckerzusatz:** 8 g

Zutaten für 4 bis 6 Personen

- 400 g rote Früchte
- 40 g Vollkornmehl
- *50 g brauner Zucker*
- 3 Eier
- 1 TL Vanillearoma
- 200 ml Schlagsahne
- 150 ml Vollmilch
- 10 g Butter

Die Früchte waschen. In eine Salatschüssel geben, mit 10 g Zucker bestreuen, vermischen und 30 Minuten ziehen lassen.

Den Backofen auf 165 °C vorheizen. Eine Auflaufform einfetten.

Die Butter schmelzen lassen. Den restlichen Zucker sowie Eier, Mehl, Schlagsahne, Butter und Vanillearoma in eine Salatschüssel geben. Alles vermischen. Die Früchte abtropfen lassen und auf dem Boden der Auflaufform verstreichen. Die Mischung darübergießen und 30 bis 40 Minuten backen. Lauwarm oder kalt servieren.

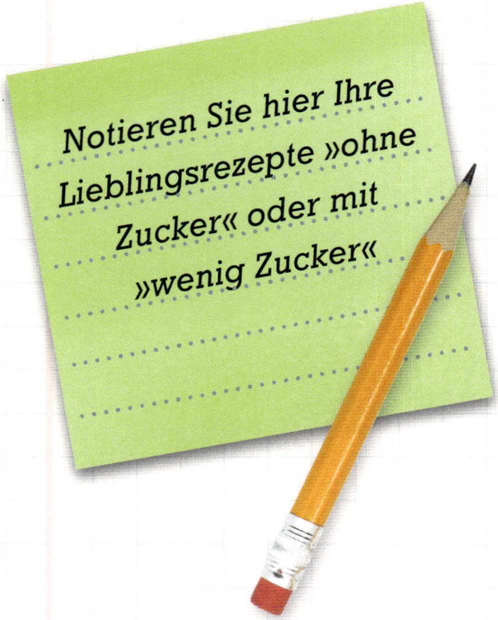
Notieren Sie hier Ihre
Lieblingsrezepte »ohne
Zucker« oder mit
»wenig Zucker«

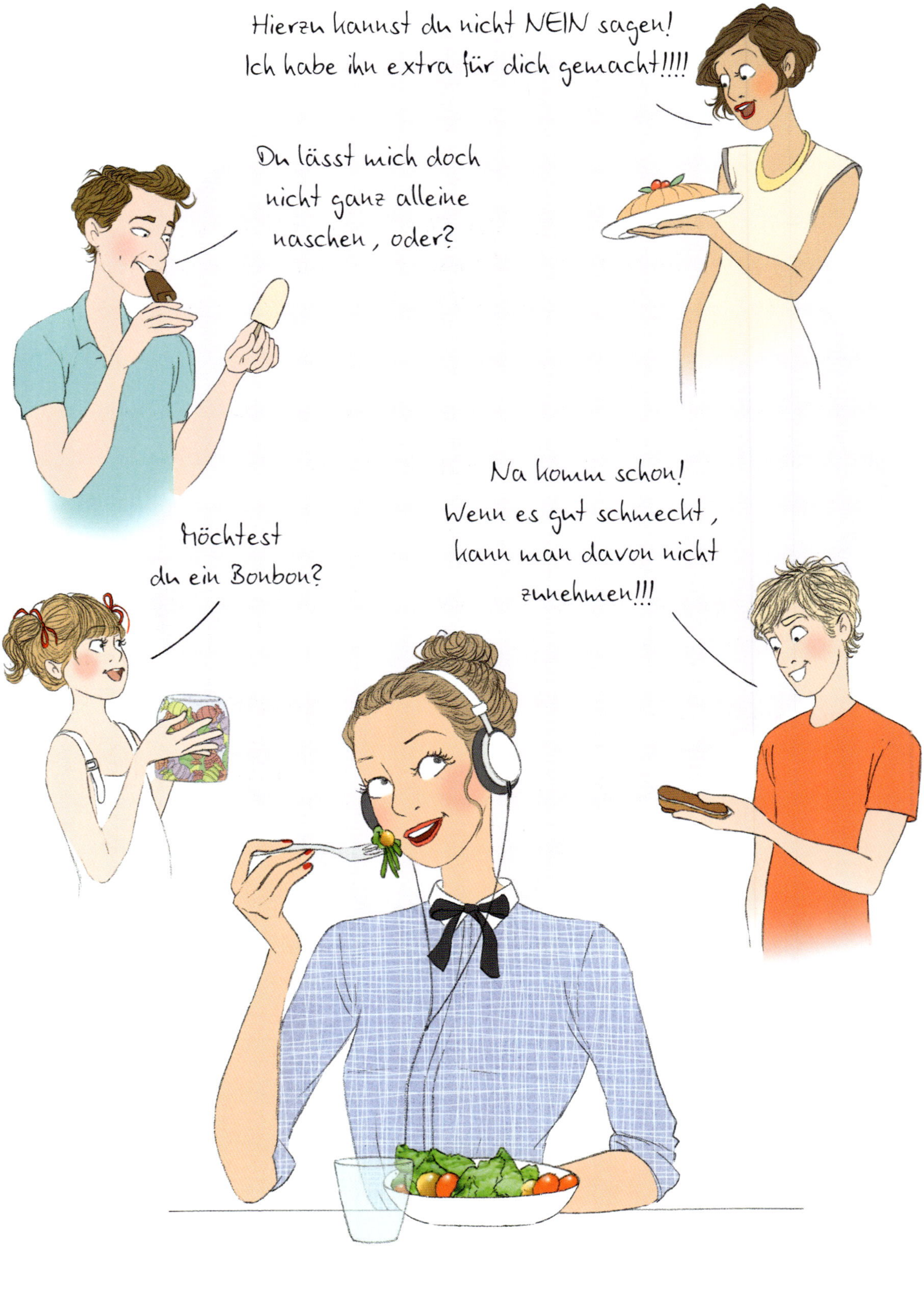
Hierzu kannst du nicht NEIN sagen! Ich habe ihn extra für dich gemacht!!!!
Du lässt mich doch nicht ganz alleine naschen, oder?
Möchtest du ein Bonbon?
Na komm schon! Wenn es gut schmeckt, kann man davon nicht zunehmen!!!

5 RÜCKFÄLLIG WERDEN – AUSGESCHLOSSEN!

In diesem Kapitel lernen Sie, wie Sie motiviert bleiben, wenn Sie meinen, dass alles verloren ist, dass Sie zu große Lust auf Zucker haben und dass Sie Ihr Ziel nicht erreichen werden.

Nur Mut, bleiben Sie standhaft!

Obwohl Sie motiviert waren, haben Sie nun das Gefühl, dass Ihr Enthusiasmus schwindet? Erinnern Sie sich an die Gründe, die Sie dazu veranlasst haben, sich für dieses Buch zu interessieren (worüber ich mich an dieser Stelle herzlich bedanken möchte!).

Sie möchten mehr erfahren über die Auswirkungen von Zucker auf Ihr Gewicht, Ihre Gesundheit und die Gesundheit Ihrer Familie.

Wenn Sie Ihre Chancen erhöhen wollen, wie eine Gams die Berge hinaufzuklettern und mit über 50 Ihre Enkelkinder beim Videospielen zu besiegen, ist es richtig, bereits heute damit anzufangen, den Zuckerverbrauch zu reduzieren.
Abgesehen davon geht es hier nicht um einen Wettlauf oder einen Wettbewerb, und es gibt am Ende des Jahres auch keine Prüfung »ohne Zucker«. Hin und wieder rückfällig zu werden ist im Allgemeinen kein großes Problem. Hier finden Sie Tipps, wie Sie kritische Situationen meistern.

Zahlreiche Studien belegen, dass übermäßiger Zuckerkonsum negative Auswirkungen auf die Gesundheit hat.

Hilfe! Wenn ich nach Hause komme, habe ich Lust, drei Kekspackungen zu verschlingen

In den meisten Fällen hat das Verlangen nach Zucker nichts mit Appetit zu tun, sondern mit unseren Emotionen. Nachstehend drei goldene Regeln, wie Sie das Verlangen auf der Stelle stoppen können.

Sammeln Sie sich eine Minute lang

Dies ist eine Frage des Selbstbewusstseins und des Körpergefühls, ein Thema, das allein schon ein Buch verdient hätte. Aber das ist kein Schicksal, denn man kann lernen, den trügerischen Hunger zu erkennen. Der emotionale Hunger kommt urplötzlich und hört nicht auf, wenn man isst, daher hat man ständig ein Hungergefühl.
Wenn Sie merken, dass Sie automatisch auf die Küche, die Bäckerei, den Süßwarenladen zusteuern, empfehle ich Ihnen diese Übung:
Halten Sie dort, wo Sie sind, sofort an und rühren Sie sich eine Minute lang nicht von der Stelle. Was wird passieren? Manchmal reicht diese eine Minute aus, und wir merken, dass wir gar keinen Hunger haben und in Wirklichkeit wütend, traurig, müde oder gestresst sind …
Wenn dieser Tipp Sie von Ihrer Suche nach etwas Süßem abgehalten hat, die ja emotionelle Ursachen hat, gebe ich Ihnen nachstehend noch einige Hinweise, wie Sie sich besser fühlen können, ohne über das Feld »ich esse« gehen zu müssen.
Sie fühlen sich:

- einsam oder allein? Rufen Sie eine Freundin an und gehen Sie an einem festgelegten Datum aus.
- wütend oder gestresst? Machen Sie etwas Sport oder einen Spaziergang.
- müde, erschöpft? Nehmen Sie ein ausgiebiges Bad oder eine Dusche, schauen Sie sich eine Sendung im Fernsehen an, die keine hohen Ansprüche stellt, und gehen Sie früh schlafen.

Stellen Sie sich vor, Sie werden gefilmt

Kommen wir zu unseren drei Packungen Kekse zurück. Haben Sie schon gemerkt, dass dies etwas ist, was man nur macht, wenn man alleine ist? Würden Sie in Gegenwart Ihrer Familie oder Ihrer Freunde auch danach greifen? Wohl kaum! Wir warten normalerweise ab, bis wir alleine sind, und stürzen uns dann auf den Schrank mit dem Kuchen und den Süßigkeiten. Das ist in etwa so, als würde unser Unterbewusstsein uns sagen, dass das, was wir tun wollen, »nicht gut« ist und wir uns daher verstecken müssen. Nachdem die drei Packungen Kekse verschlungen sind, fühlen wir uns noch einsamer und schuldiger als vorher.

Ich schlage Ihnen daher zwei Szenarios vor: Reality-Show oder Werbung.

- Die Reality-Show

Wenn Sie in Versuchung kommen, stellen Sie sich vor, dass eine Kamera in einer Wand versteckt ist und das ganze Land Sie dabei beobachtet, wie Sie mehrere Tafeln Schokolade, ganze Packungen Bonbons oder Kekse verschlingen.

- Die Werbung

Essen Sie langsam und verführerisch, lächeln Sie dabei und lecken Sie sich die Lippen, als würden Sie gerade einen Werbespot drehen oder einen Joghurt essen, der Sie in den siebten Himmel versetzt. Wenn Sie langsamer essen, können Sie das, was Sie essen, besser kontrollieren. Ihr Verdauungssystem hat genug Zeit zu erkennen, dass Sie keinen Hunger mehr haben. Darüber hinaus hat dieses kleine Rollenspiel Sie zweifellos zum Lächeln gebracht: Und auch das ist gut für die Gesundheit!

Benutzen Sie einen Teller

Wenn das immer noch nicht funktioniert, legen Sie Ihre Lebensmittel zumindest auf einen Teller und setzen Sie sich zum Essen hin. Eine Handvoll Bonbons, einige Kekse können sich in ganze Packungen verwandeln, wenn man sich von den Vorräten bedient oder vor dem Schrank steht und isst. Wenn Sie die Lebensmittel auf einen Teller legen, gestatten Sie Ihrem Gehirn, die Mengen, die Sie essen, visuell zu registrieren, und das hilft Ihnen dabei, langsamer zu essen.

Meine Damen, wussten Sie, …

! … warum Ihr Körper an einigen Tagen im Monat nach mehr Zucker und Kohlenhydraten verlangt? In der Woche vor der Periode sinkt der Serotoninspiegel. Serotonin ist ein Neurotransmitter, der dafür verantwortlich ist, dass »wir uns gut fühlen«, was die Erklärung für eine gewisse »regelmäßige Reizbarkeit« ist. Zucker und Kohlenhydrate lassen den Serotoninspiegel ansteigen. Ist es trotzdem möglich, unseren Serotoninspiegel auch ohne Zucker zu erhöhen? Ja, indem man in der Woche vor der Periode zu jeder Mahlzeit langsam verdauliche Kohlenhydrate zu sich nimmt und gleichzeitig mehr Sport treibt und Spaziergänge an der frischen Luft unternimmt. Zu den Lebensmitteln mit einem hohen Anteil an Serotonin gehören Eier, Bananen, Putenfleisch und dunkle Schokolade (aber nicht zu viel davon, ich weiß genau, worauf Sie hinauswollen!).

Schnelles Quiz: Ihr Zuckerprofil

! **1. Szenario**

Es ist Ihnen nicht möglich, nur einen Keks oder ein Stück Kuchen zu essen, ohne davon zu träumen, alles aufzuessen … und schließlich erliegen Sie der Versuchung und verschlingen den ganzen Kuchen oder die ganze Kekspackung.

→ Sie sind ein »leidenschaftlicher Mensch«, daher ist es leichter für Sie, zumindest am Anfang zuckerhaltige Lebensmittel zu vermeiden.

2. Szenario

Sie sind in der Lage, einige Rippen Schokolade zu essen und den Rest mehrere Wochen im Kühlschrank aufzubewahren.

→ Sie sind ein »vernünftiger Mensch« und können frei entscheiden, ob Sie diese Lebensmittel reduzieren oder ganz weglassen.

Hilfe! Ich habe ein reges soziales Leben und kann Zucker daher nicht aus dem Weg gehen

Eine Ernährung mit niedrigem Zuckergehalt ist eine Lebensweise und keine Zielvorgabe. Es ist möglich, den Zeitraum und den Anlass, bei denen diese Art von Ernährung nicht so leicht umzusetzen ist, in den Griff zu bekommen. Denken Sie auch daran, dass 25 g Zuckerzusatz pro Tag ein Durchschnittswert ist.

Wenn Sie an einem Tag eine größere Menge Zucker zu sich nehmen, könnten Sie z.B. an einem anderen Tag derselben Woche weniger oder gar keinen Zucker konsumieren.

Im Zusammenhang von Ausgehen und Zuckerkonsum sind vor allem diese Dinge schwer zu handhaben:

- Alkohol
- Aperitifs (äußerst reich an schnellen Zuckern)
- Desserts (sehr zuckerhaltig)

Eine kleine persönliche Bemerkung: Es ist zweifellos einfacher, kleinere Mengen Zucker zu akzeptieren, als sie geradeheraus abzulehnen, wodurch ein stärkerer sozialer Druck erzeugt werden könnte. Ihre Standhaftigkeit in diesem Zusammenhang hängt von Ihnen selbst ab. Wenn Sie nur ein oder zwei Events im Monat haben, können Sie wesentlich entspannter und weniger gestresst daran teilnehmen, als wenn Sie jeden Abend einen gesellschaftlichen Anlass hätten.

Strategie 1: strikt und entschlossen

Bleiben Sie bei Mineralwasser, lassen Sie beim Aperitif die Kirschtomaten weg und deponieren Sie Ihr Dessert diskret auf dem Teller Ihres/Ihrer Liebsten. Wenn auch sie (er) den Ansatz »weniger Zucker« verfolgt, finden Sie eine/n andere/n Abnehmer/in.

Warum drehen sich unsere Feiern systematisch um eine Mahlzeit, und warum essen wir oft zu viel Süßes? Können wir Geburtstage oder Partys nicht wie einen Workshop oder einen Theaterbesuch ausrichten? Knacken Sie den Code, und Ihre Gäste werden von Ihren Partys schwärmen.

Strategie 2: ausgeglichen

Ein Glas Alkohol, ein oder zwei Chips mit rohem Gemüse zum Aperitif und eine kleine Portion zum Dessert.

Strategie 3: völlig relaxt

Nicht empfehlenswert, außer bei außergewöhnlichen Anlässen. Die Gläser Wein, die man trinkt, zählen nicht. Alles, was zum Aperitif gereicht wird, wird hinuntergeschlungen, und man schenkt sich während des Abendessens und Desserts mehrmals nach.

Sie können auch einen Wettbewerb organisieren, wer die exotischsten, witzigsten, hässlichsten, erotischsten Früchte mitbringt. Das wäre doch lustig, oder?

Hilfe! Meine Kollegen bringen ständig Kuchen und Kekse mit

Es ist schön, Arbeitskollegen zu haben, die aus dem Urlaub oder von ihren Geschäftsreisen Essbares mitbringen. Aber auch hier ist die Auswahl oft begrenzt, und Sie treffen auf schnellen Zucker, den Sie vermeiden sollten. Selbst wenn die isländischen oder griechischen Spezialitäten auf Ihrem Schreibtisch landen, müssen Sie sie nicht essen, aber wir verstehen, dass das nicht so einfach ist.

Machen Sie Ihren Kollegen einfach den Vorschlag:

- dieses Buch zu lesen
- lieber Obst und Nüsse mitzubringen.

Wie geht man mit Saboteuren und Skeptikern um?

Bravo, Sie haben das Programm mit Erfolg begonnen, müssen sich jedoch auf Kommentare gefasst machen wie:
»Wir alle brauchen Zucker.«
»Es ist das Fett, das dick macht, nicht der Zucker.«
Und alle wollen Sie weiterhin mit Zucker vollstopfen.

Sie sollten sich jetzt folgende Frage stellen: Würden Sie Ihrem besten Freund (der Buchhalter ist) zutrauen, dass er Ihre Klempnerarbeiten erledigt? Würden Sie von Ihrer Schwiegermutter verlangen, eine Steckdose zu reparieren, ohne üble Absichten zu hegen?
Ihre Mode-Tipps könnten Sie zweifellos befolgen. Schlimmstenfalls würden Sie sich auf der Straße lächerlich machen. Aber warum sollten Sie Ratschläge von Personen annehmen, die von Ernährung keine Ahnung haben, und das auch noch bei einem Thema, das für die Gesundheit so wichtig ist?
Die Leute haben alle eine Meinung, wir leben schließlich in einer Demokratie. Sie haben das Recht, sich zu äußern, das bedeutet jedoch nicht, dass sie recht haben oder dass Sie ihre Ratschläge befolgen müssen.

Wie geht man mit jenen um, die einem Zucker aufnötigen?

Man muss wissen, dass diese Personen oft selbst Probleme mit ihrer Ernährung haben. Wenn Sie mit dem, was Sie essen, zufrieden sind, haben Sie nicht das Bedürfnis, andere in Bezug auf ihre Ernährung zu bedrängen. Im gegenteiligen Fall können heikle Situationen entstehen ...
Das ist jedem schon mal passiert. Sie gehen mit Freunden aus, ein sehr nettes Abendessen, es ist Ihnen gelungen, allzu süße Vorspeisen und Hauptgerichte zu vermeiden, und man bringt Ihnen jetzt die Dessertkarte. Sie möchten am liebsten passen, aber Ihre Freunde, oder Ihr Liebster/Ihre Liebste, bestehen darauf, dass Sie ein Dessert nehmen. Schlimmer noch, beim Abendessen bei Freunden entsteht peinliches Schweigen, wenn Sie der Gastgeberin das Kuchenstück abschlagen. Wie geht man mit solchen Situationen um, ohne unhöflich zu sein?
Wenn Sie die Nachspeise zurückweisen, müssen Sie es höflich tun. Ein »barsches« Nein für die Gastgeberin wäre genau das Gegenteil einer »antitoxischen« Lebensweise, die Sie befolgen, indem Sie den Zucker reduzieren. Einige Tipps:

Die einfache Variante

- Möchten Sie einen Nachtisch?
- – Nein danke. Ich habe so viel von diesem köstlichen Rindergulasch gegessen, dass ich keinen Platz für etwas anderes mehr habe. Das Dessert sieht jedoch fantastisch aus, könnte ich bitte das Rezept haben?

Die Schuldgefühle machende Variante

- Ich habe diesen Nachtisch nur für dich gemacht, denn ich weiß, dass er zu deinen Favoriten gehört, möchtest du nicht ein Stück davon probieren?
- – Das ist wirklich nett, aber ich kriege einfach nichts mehr runter. Ich weiß deine Mühe sehr zu schätzen. Darf ich dich als Entschuldigung in diese Ausstellung einladen?

Die verführerische Variante

- Komm schon, ich weiß, du liebst diesen Nachtisch, mach dir eine Freude, du hast es verdient.
- – Danke, dass du glaubst, ich hätte eine Belohnung verdient. Übrigens, ich habe vor, morgen Mittag shoppen zu gehen. Ich hätte gerne deine Meinung zu einem Rock, den ich gesehen habe, könntest du eventuell mitkommen?

Die aufdringliche Variante

- Du musst unbedingt diesen Kuchen probieren, ich bin durch den ganzen Ort gefahren, um ihn bei der besten Konditorei zu kaufen.
- – Nein danke, ich habe sehr gut gegessen.
- Komm schon, du kannst ihn doch nicht einfach ausschlagen.
- – Nein danke, ich kann wirklich nicht mehr.
- Ich lege ein kleines Stückchen auf deinen Teller, dann kannst du wenigstens probieren. Ich bin sicher, dass du nicht widerstehen kannst.
- – Nein danke, wirklich nicht.
- Komm schon!
Ich helfe dir!
- – Nein, ich werde ihn nicht anrühren. Habe ich dir das gar nicht gesagt? Ich habe eine Zuckerallergie, und wenn ich diesen Nachtisch esse, werde ich ganz grün, ziehe mich aus und tanze auf dem Tisch (situationsabhängig anwenden).

Die Falsche-Freunde-Variante

- Nein danke, das Dessert sieht köstlich aus, aber ich muss leider passen.
- Ahhh, ich verstehe, du hast endlich beschlossen, eine Diät zu machen? Ehrlich gesagt, du hast es auch ein wenig nötig.
- Also, ich versuche, Zucker eher aus gesundheitlichen als aus Gewichtsgründen zu vermeiden. Mein Eingeweidefett ist sehr niedrig und mein Taillenumfang normal. Mein Cholesterinspiegel liegt im grünen Bereich, und mein Puls gleicht dem eines Marathonläufers. (Wenn Sie eine Frau sind): Ich mag meine Kurven, mein Mann liebt sie ebenfalls, und übrigens sind wir nachts sportlich sehr aktiv, um Kalorien zu verbrennen.

Das müsste sie zum Schweigen bringen.

Wie stelle ich meine Gäste zufrieden?

Jetzt sind Sie an der Reihe, Gäste zu empfangen. Muss das Abendessen unbedingt mit einem süßen Nachtisch enden? Im Kapitel mit den Rezepten finden Sie einige Tipps für natürliche, leichte Süßigkeiten mit niedrigem Zuckergehalt.
Andernfalls hier einige Vorschläge:

Unmittelbar nach der Käseplatte beginnen Sie mit den Spielen, damit die Gäste das Dessert vergessen.

Reichen Sie eine riesige Käseplatte mit Walnüssen und Haselnüssen, eine große Portion Salat und als Nachtisch eine Schüssel mit exotischen Früchten. Schlagen Sie den Gästen vor, Gesichter auf die Früchte zu malen, um den Abend anregend zu gestalten.

Servieren Sie Granita, Sorbets, Naturjoghurt, frisches Obst.

Bieten Sie Obstspieße an, die in ein Fondue aus dunkler Schokolade getunkt werden.

Servieren Sie Desserts nur in kleinen Mengen, und erklären Sie Ihren Gästen, dass Sie kein Problem damit haben, wenn sie kein Dessert möchten.

Reichen Sie im Ofen gebackene Früchte, z.B. Äpfel, Birnen, Pflaumen, mit einer Prise Zimt.

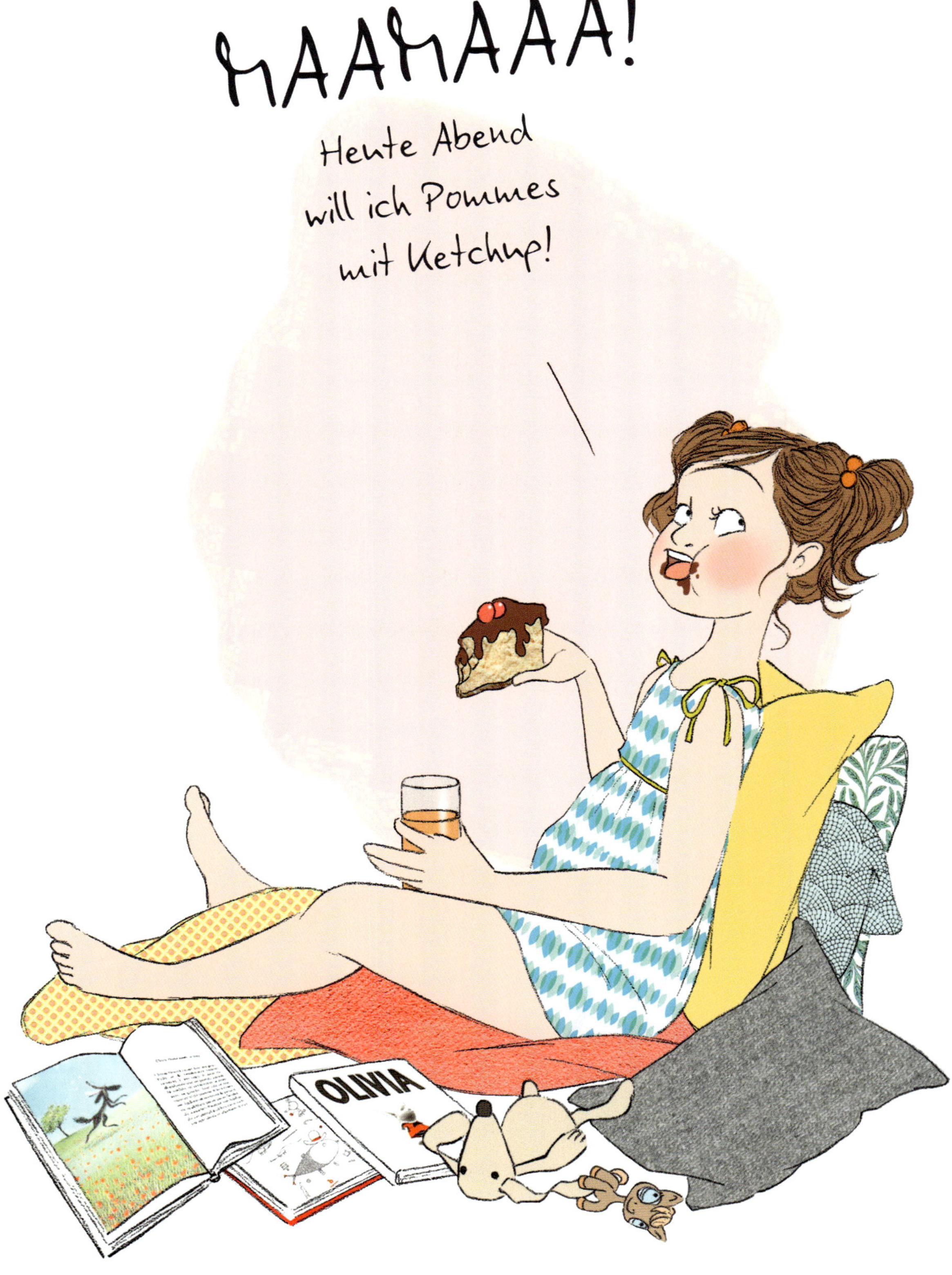
MAMAAA!
Heute Abend will ich Pommes mit Ketchup!
OLIVIA

6 KINDER UND ZUCKER

Fällt es Ihnen schwer, den Zuckerkonsum Ihrer Kinder einzuschränken?

Wie viel Zucker essen sie tatsächlich?

Die Rolle der Eltern besteht darin, ihre Kinder zu beschützen und auf ihre Ernährung zu achten: eine undankbare und erschöpfende Aufgabe. Es ist äußerst wichtig, sich den Zuckerkonsum der Kinder im Detail anzusehen. Statistiken zufolge sind 15 % der von den Kindern aufgenommenen Kalorien Zuckerzusätze, und dieser Prozentsatz liegt bei Erwachsenen noch höher (zur Erinnerung: Das Ziel sind 5 %). Das entspricht im Durchschnitt 15 Teelöffeln Zucker, die heutzutage von Kindern der Altersgruppe 6 bis 12 Jahre aufgenommen werden …
Wie ist das möglich? Werfen wir mal einen Blick auf ihren Tagesablauf.

- eine Schüssel Frühstücksflocken: 3 bis 4 TL Zucker
- Brot mit Schokoladenaufstrich (15 g): 2 TL Zucker
- eine heiße Schokolade: 2 TL Zucker
- ein süßes Dessert in der Schule: 2 TL Zucker
- ein Imbiss: 4 TL Zucker
- ein Abendessen mit Ketchup (30 g): 2 bis 3 TL Zucker
- ein süßes Dessert: 2 bis 3 TL Zucker

Das sind schon 17 bis 20 TL Zucker. Und dies repräsentiert einen Tag, an dem der Zuckerkonsum relativ niedrig ist. Zucker zu essen ist so einfach …

Ja, aber meine Kinder sind nicht übergewichtig

Genau wie bei den Erwachsenen geht es hier um die Gesundheit – und zwar die langfristige. Der exzessive Zuckerverbrauch erhöht das Risiko für Diabetes und Herz-Kreislauf-Erkrankungen in einer späteren Phase ihres Lebens.
Wer sich für Nutrigenomik (schöner Name, nicht wahr?) interessiert, eine neue Wissenschaft, die sich mit der Beziehung zwischen Ernährung und genetischen Mutationen beschäftigt, trifft auf eine weitere besorgniserregende Quelle. Anscheinend kann eine unausgewogene

Ernährung Genveränderungen hervorrufen, die auf unsere Kinder und Enkelkinder übertragbar sind.
Gesunde Lebensmittel sind daher unentbehrlich, wenn Sie gesunde Nachkommen haben möchten.

Meine Kinder treiben ohnehin viel Sport

Das ist sehr gut, aber keine Entschuldigung und auch kein Passierschein für eine zuckerreiche Ernährung. Schnelle Kohlenhydrate laden die Batterie ebenso gut wieder auf wie Zucker. Ein Sandwich mit Erdnussbutter und eine Scheibe Vollkornbrot mit einer Banane oder eine Handvoll Trockenfrüchte sind hervorragend geeignet, um den jungen Sportlern auf gesunde Weise rasch wieder Energie zu spenden.

Wie bringe ich meine Kinder dazu, meinen Rat zu befolgen?

Erklären Sie ihnen ganz einfach, dass zu viel Zucker nicht gut für sie ist. Es gibt eine ganze Reihe von Beispielen: Prinzessinnen, ihre makellose Haut und ihre schönen weißen Zähne sind eine gute Quelle der Inspiration für Mädchen, und die Jungen können sich von Superhelden und bekannten Sportlern, die sich an einen strikten Ernährungsplan halten, inspirieren lassen. (Dies sind nur vereinfachte Beispiele, die selbstverständlich für jedes Kind angepasst werden müssen.)

Sprechen Sie mit Ihren Kindern nicht über Gewicht!

Dies sollte man in einem Umfeld, wo das Aussehen manchmal wichtiger ist als Werte wie Glück und Gesundheit, erst gar nicht zur Sprache bringen. Bestehen Sie vielmehr auf diese beiden Werte, damit Ihre Kinder sich im Hinblick auf ihr Gewicht nicht stressen.
Es ist wichtig, dass die Kinder wissen, wie sehr ihre Eltern sie genau so, wie sie sind, lieben, auch wenn sie manchmal ihr Benehmen nicht gutheißen. Und weil wir sie lieben, möchten wir, dass aus ihnen glückliche, strahlende und gesunde Erwachsene werden.
Wenn Sie mitbekommen, dass eine Person, die dem Kind nahesteht (oftmals ist es ein Familienmitglied), Ihrem Kind direkt ins Gesicht sagt, dass es zugenommen hat, sollten Sie sich einmischen und Partei für Ihr Kind ergreifen. Diese Unterhaltung sollte die Person mit Ihnen und nicht mit Ihrem Kind führen.

Und wenn Sie meinen, dass Ihr Kind wirklich übergewichtig ist, sollten Sie dafür sorgen, dass sich die ganze Familie gesund ernährt, damit es sich nicht anders behandelt fühlt.

Es ist bedauerlich, dass wir in einer Welt leben, die sich dermaßen auf Gewicht und äußeres Erscheinungsbild fokussiert, in einer Gesellschaft, in der große Lebensmittelkonzerne derart viele Lebensmittel mit hohem Zuckerzusatz auf den Markt bringen. Wir bräuchten mehr Werbespots mit Stars wie Cameron Diaz oder Ryan Reynolds, die am Strand entlanglaufen und dabei Brokkoli und Himbeeren essen!

In den meisten Fällen reicht es aus, die Gewichtszunahme der Kinder zu verlangsamen, das Wachstum sorgt dann für den Rest.

! Ich kenne viele Jugendliche, aber auch Erwachsene, die an Bulimie oder Anorexie leiden, weil man ihnen in der Kindheit gesagt hat, sie wären dick. Sicherzustellen, dass das Kind ein gesundes Verhältnis zu Nahrungsmitteln hat, ist eines der schönsten Geschenke, die man ihm machen kann. So lernt es, die Qualität, den Geschmack und die Ausgewogenheit der Mahlzeiten zu schätzen.

Drei goldene Regeln für den Umgang mit Ihrem Kind

1. Verteufeln Sie Zucker nicht

Ähnlich wie unter Erwachsenen sollten Sie keine große Sache aus dem Zucker machen. Zucker ist nur eines von vielen Lebensmitteln, das in kleinen Mengen verzehrt werden sollte. Wenn Sie Zucker verteufeln, riskieren Sie, dass Ihre Kinder ihn als etwas Verbotenes betrachten und sich bei der nächstbesten Gelegenheit auf ihn stürzen. Sie möchten doch bestimmt nicht, dass Ihre Kinder sich auf dem Geburtstag ihrer Schulfreunde als Einzige auf Teller mit Bonbons stürzen – ich spreche aus Erfahrung – oder als Teenager ganze Schränke voller Süßigkeiten auf einmal verschlingen.

2. Behalten Sie die Oberhand (ohne diktatorisch zu sein)

Wer ist der Erwachsene, und warum ist es so schwierig, den Kindern gegenüber »Nein« zu sagen? Üben Sie, und Sie werden den Kniff schnell heraushaben:

- Kann ich das haben?
- Nein.
- Oh, aber dieses Müsli ist superlecker!
- Nein.
- Komm schon (Hundeblick), ich möchte unbedingt die neuen »Minecraft«-Kekse probieren. (Anmerkung des Autors: extrem süchtig machendes Spiel für »Kinder« im Alter von 6 bis 25 Jahren.)
- Nein! (Der Trick dabei ist, konstante, schlüssige Antworten zu geben und immer Nein zu sagen.) Ich habe vor einiger Zeit beschlossen, dieses Zeug nicht mehr zu kaufen.

Ich weigere mich, Lebensmittel mit hohem Zuckerzusatz in meinen Einkaufswagen zu legen. Kuchen und Desserts mache ich selbst, damit ich einen Überblick über die Zuckermenge habe, die mein Kind in meiner Gegenwart zu sich nimmt. Wenn meine Kinder mich fragen, ob sie Bonbons und Kekse in den Einkaufswagen legen können, antworte ich lächelnd: »Natürlich kannst du das, aber ich werde das von deinem Taschengeld abziehen.« Glauben Sie mir, die Wirkung ist enorm.
Wenden Sie alternativ die 15 %-Regel an, indem Sie Ihren Kindern sagen, dass sie alles, was weniger als 15 % Zucker enthält, in den Einkaufswagen legen können (das hilft ihnen auch super in Mathe …).

3. Hören Sie auf, Zucker als Belohnung zu betrachten

Wenn Sie Zucker als Lockmittel für Ihre Kinder benutzen, wird es höchste Zeit, damit aufzuhören. Zucker darf nicht als Belohnung angesehen werden, und je eher dies verstanden wird, desto besser.
Natürlich können die Kinder zwei- oder dreimal pro Woche Kekse essen, aber das darf keine Belohnung für etwas sein und erst recht nicht dafür, dass sie ihr Hauptgericht aufgegessen haben. Wenn sie ihren Teller nicht leer essen, bedeutet das, dass sie keinen Hunger mehr haben und ihre Mahlzeit beendet ist. Das hat nichts mit der Tatsache zu tun, dass sie ihr Dessert entbehren müssen. Denken Sie auch daran, Ihre Kinder beim Einkaufen und Kochen mitmachen zu lassen. Bringen Sie ihnen schon früh bei, gute Lebensmittel auszuwählen und sich für das Kochen und die Zubereitung von Gerichten zu interessieren.
Selbstverständlich ist es wesentlich schwieriger, die Übersicht über das, was die Kinder außer Haus essen, zu behalten wie z.B. auf Geburtstagsfeiern bei Freunden oder auf Klassenausflügen, die in wahre Zuckerpartys ausarten können. Wenn Sie den Zuckerverzehr Ihrer Kinder bei sich zu Hause kontrollieren, können Sie zumindest sicherstellen, dass nicht grundsätzlich zu viel konsumiert wird.

In Kapitel 4 finden Sie 5 Rezepte für Zwischenmahlzeiten mit niedrigem Zuckergehalt.

Wie sieht die ideale Ernährung mit niedrigem Zuckergehalt für Kinder aus?

Frühstück	Frühstücksflocken ohne Zuckerzusatz mit Milch und Früchten, Vollkorntoast mit Erdnussbutter oder Käse Obst Ei Naturjoghurt oder Quark (1 TL Honig oder brauner Zucker, falls erforderlich) Milch oder Mineralwasser
Mittagessen	ausgewogen, mit Naturjoghurt oder Quark als Dessert mit 1 TL Zucker oder Honig (falls erforderlich)
Zwischenmahlzeit	Körnerriegel mit 30 g dunkler Schokolade oder Frischkäse frisches Obst
Abendessen	Vollkornnudeln mit Tomatensoße Käse frisches Obst
insgesamt	4 TL Zuckerzusatz

Und auf Geburtstagsfeiern?

Schlagen Sie vor:

- den Joghurtkuchen oder die Mousse au Chocolat mit niedrigem Zuckergehalt aus diesem Buch
- eine große Schüssel Obstsalat
- frische Erdbeeren überzogen mit dunkler Schokolade (70 % Kakaoanteil)
- hausgemachtes Eis (mit einem Thermomix ist es in wenigen Sekunden fertig)
- Popcorn; überraschenderweise ein gesunder Snack, wenn es nicht von Zucker überzogen ist. Popcorn enthält mehr Antioxidantien und Ballaststoffe als die meisten Pflanzen
- getoastetes Schinken-Käse-Sandwich anstelle eines salzigen Snacks oder »gesunde« Pizzen.

Warum kehren Kinder mit Säcken voller Bonbons von Geburtstagsfeiern zurück, anstatt mit Schreibzeug, Fotos oder anderen Dingen?

Praxisblatt: *Was ist kindgerecht?*

Zur Erinnerung

Der Vorschlag, den Zuckerzusatz auf 5 % der empfohlenen Nährstoffzufuhr (ANC) zu reduzieren, gilt sowohl für 7-jährige Kinder als auch für 77-jährige Erwachsene – das sollte man auch den Großeltern in Erinnerung rufen, die gerne Bonbons und Eis für ihre Enkelkinder kaufen, wenn sie sie zu Besuch haben.
Das Problem ist, dass die Kinder Karies bekommen, und alle Studien stimmen in diesem Punkt überein: Der übermäßige Zuckerverzehr in der Kindheit erhöht das Risiko, Probleme mit den Zähnen zu bekommen. Sie denken, dass Ihre kleinen Engel nicht zu viel Zucker essen? Entweder gehören sie zu einer winzig kleinen Minderheit, oder Sie machen sich Illusionen (es tut mir leid!). Wie viel Zucker essen Kinder Ihrer Meinung nach heutzutage?

Altersgruppe 1 bis 5 Jahre

Im Durchschnitt bestehen 12 % der täglichen Kalorienmenge aus Zuckerzusatz, das entspricht 36 g oder 9 TL pro Tag. Nach der 5 %-Empfehlung heißt das, dass sie ihren Zuckerzusatzkonsum auf 10 oder 12 g reduzieren müssen, das entspricht 2 bis 3 TL pro Tag.

Altersgruppe 5 bis 10 Jahre

Im Durchschnitt bestehen 15 % der täglichen Kalorienmenge aus Zuckerzusatz, das entspricht 61 g oder 15 TL pro Tag. Nach der 5 %-Empfehlung heißt das, dass sie ihren Zuckerzusatzverzehr auf 12 oder 16 g, das entspricht 3 bis 4 TL pro Tag, reduzieren müssen.

Altersgruppe 10 bis 15 Jahre

Im Durchschnitt bestehen 16 % der täglichen Kalorienmenge aus Zuckerzusatz, das entspricht 75 g oder 19 TL pro Tag. Nach der 5 %-Empfehlung heißt das, dass sie ihren Zuckerzusatzkonsum auf 25 g reduzieren müssen, das entspricht 5 TL pro Tag.

Und was gilt für Babys?

Es wird empfohlen, Zuckerzusatz vor dem ersten Lebensjahr gänzlich zu vermeiden, damit schädliche Einflüsse auf die im Wachstum begriffenen Zähne ausgeschlossen werden können. Deshalb sollten auch keine Fruchtsäfte gegeben und die Etiketten auf den Milchprodukten studiert werden: Idealerweise sind es natürliche Produkte ohne Zuckerzusatz.

Und welche Tricks funktionieren bei Ihren Kindern?

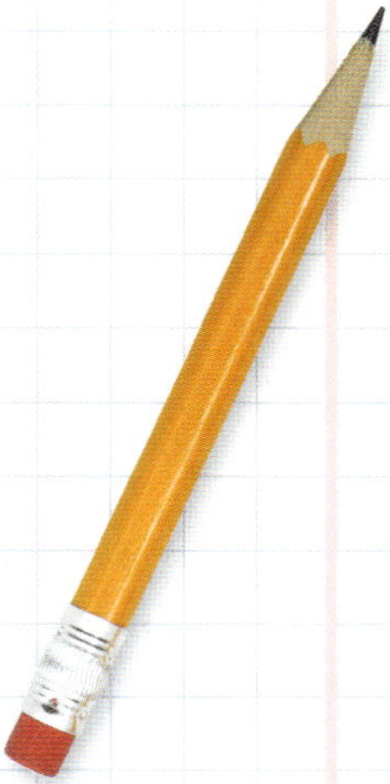

Du und ich,
wir haben uns mal sehr geliebt ...
Aber heute weiß ich,
dass du mir zu sehr wehtust ...

ICH VERLASSE DICH.

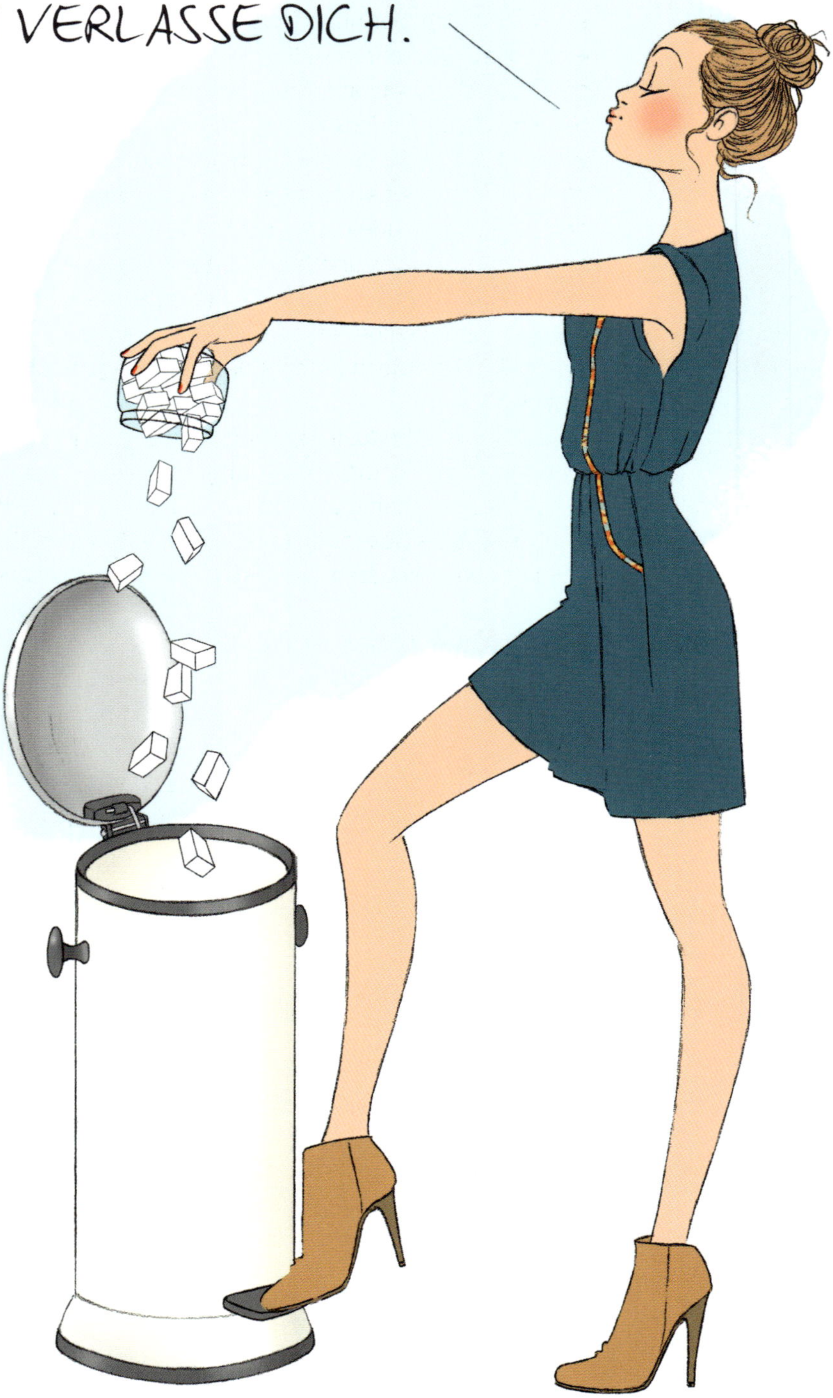

SCHLUSSWORT

Zucker ist und bleibt … Zucker: Er ist als solcher nicht schädlich, sondern nur ein Nahrungsmittel, das man nicht in großen Mengen verzehren sollte.
Der Vorschlag, unseren Verzehr von Zuckerzusatz auf maximal 5 % der gesamten täglichen Kalorienzufuhr zu reduzieren, ist eine Herausforderung, zumal es uns noch nicht einmal gelingt, unseren Zuckerzusatzkonsum auf 10 % der täglichen Kalorienzufuhr zu beschränken. Wir müssten auch den versteckten Zucker meiden, der Gerichten hinzugefügt wird und den wir oft unwissentlich verzehren. Zahlreiche Studien belegen heute, dass es eine Verbindung zwischen dem übermäßigen Verzehr von Zucker und bestimmten gesundheitlichen Problemen gibt. Selbst wenn es leicht gesagt ist, dass eine Kalorie eine Kalorie ist und es ausreicht, wenn die Leute »sich mehr bewegen und weniger essen«, wissen wir, dass zu viel Zuckerzusatz unseren Körper und seinen natürlichen Mechanismus der Sättigungssteuerung, der den Speichermechanismus auslöst, täuscht.
Wir sind der festen Überzeugung, dass eine Reduzierung des Verzehrs von Zuckerzusätzen unter Beibehaltung aller anderen Dinge (z.B. sportliche Betätigung, Menge der aufgenommenen Kalorien etc.) sich unmittelbar und nachhaltig auf unsere Gesundheit auswirkt.
Schlussendlich entscheiden Sie für sich, Ihre Gesundheit liegt in Ihren Händen. Dieses Buch wollte Ihnen das »Warum« und das »Wie« erklären, um Ihnen zu helfen, den Zuckergehalt in Ihrer Ernährung zu reduzieren.
Wir hoffen, dass wir dazu beitragen konnten, dass Sie über dieses Thema nachdenken, und vor allem, dass wir Sie motivieren konnten, Ihre Ernährung umzustellen.
Wir behaupten nicht, dass es einfach ist, aber wir hoffen, dass wir deutlich machen konnten, dass die gesundheitlichen Vorteile die Mühe wert sind. Eine Ernährung mit niedrigem Zuckergehalt muss nicht teuer sein und ist nicht einfach eine neue Mode-Diät. Sie ist ein Ansatz, der von allen, in jedem Alter und in jeder Einkommensgruppe, umgesetzt werden kann.

Nur zu, Sie können es schaffen und stolz sagen: Ich habe mich vom Zucker befreit!

Danke

Ich danke Olivier und meinen Kindern Clémentine, Camille und Émile (in der Hoffnung, dass sie eines Tages verstehen werden, warum ich »Maman Non« bin)

sowie Delphine de Montalier für ihre Einführung in die Marabout-Welt.

Ein riesiges Dankeschön geht an das Verlagsteam von Marabout, vor allem an Agnès Vidalie für ihre Mühe und ihre beständige Unterstützung.

Rezeptindex

Die Originalausgabe erschien 2015 unter dem Titel *Comment j'ai décroché du sucre* bei Hachette Livre (Marabout).

MIX
Papier
FSC FSC® C004229

Verlagsgruppe Random House FSC® N001967
2. Auflage
Taschenbucherstausgabe 08/2016

Der Wilhelm Heyne Verlag, München, ist ein Verlag der Verlagsgruppe Random House GmbH,
Neumarkter Straße 28, 81673 München
Illustrationen: Delphine Soucail
Redaktion: Nadina Lipp
Umschlaggestaltung: Hauptmann & Kompanie, Zürich, unter Verwendung eines Motives von Delphine Soucail
Satz: Satzwerk Huber, Germering
Druck: Druckerei Uhl, Radolfzell
Printed in Germany
ISBN: 978-3-453-60386-8

www.heyne.de